Esther Destratis

Arzneimittelfälschungen und die neuen Regularien

Eine Handlungsempfehlung

Esther Destratis

ARZNEIMITTELFÄLSCHUNGEN UND DIE NEUEN REGULARIEN

Eine Handlungsempfehlung

ibidem-Verlag
Stuttgart

Bibliografische Information der Deutschen Nationalbibliothek
Die Deutsche Nationalbibliothek verzeichnet diese Publikation in der Deutschen Nationalbibliografie; detaillierte bibliografische Daten sind im Internet über http://dnb.d-nb.de abrufbar.

Bibliographic information published by the Deutsche Nationalbibliothek
Die Deutsche Nationalbibliothek lists this publication in the Deutsche Nationalbibliografie; detailed bibliographic data are available in the Internet at http://dnb.d-nb.de.

Coverabbildung: molumen / openclipart

∞

Gedruckt auf alterungsbeständigem, säurefreien Papier
Printed on acid-free paper

ISBN-13: 978-3-8382-0771-0

Printed in Germany

Danksagung

Für die Unterstützung bei der Erstellung dieser Studie möchte ich Herrn Portugall herzlich danken.

Auch meiner Familie, meinen Freunden und Kollegen gebührt Dank für die moralische Unterstützung sowie die willkommene Ablenkung durch ihre Gesellschaft.

Ein besonderer Dank geht an meinen Mann, der mich immer ermutigt hat, jederzeit für mich da war und die vielen einsamen Abende ohne ein Wort der Beschwerde ertragen hat.

Abkürzungsverzeichnis

ABDA	Bundesvereinigung Deutscher Apothekerverbände
AIDS	englisch: Acquired Immune Deficiency Syndrome; deutsch: erworbenes Immundefektsyndrom
AMWHV	Arzneimittel- und Wirkstoffherstellungsverordnung
AOK	Allgemeine Ortskrankenkasse
BfArM	Bundesinstituts für Arzneimittel und Medizinprodukte
BAH	Bundesverband der Arzneimittel-Hersteller
BPI	Bundesverband der pharmazeutischen Industrie
BgVV	Bundesinstitut für gesundheitlichen Verbraucherschutz und Veterinärmedizin
CAPA	englisch: Corrective and Preventive Actions; deutsch: korrigierende und vorbeugende Maßnahmen
CEN	französisch: Comité Européen de Normalisation; deutsch: Europäisches Komitee für Normung
DIN EN	Deutsches Institut für Normung Europäische Norm
DNS	englisch: deoxyribonucleic acid; deutsch: Desoxyribonukleinsäure
EFPIA	englisch: European Federation of Pharmaceutical Industries and Associations
EG	Europäische Gemeinschaft
EMVO	englisch: European Medicines Verification Organisation
EU	Europäische Union
FDA	englisch: Food and Drug Administration

FMEA	englisch: Failure Mode and Effects Analysis; deutsch: Fehlermöglichkeits- und -einflussanalyse
GDP	englisch: Good Distribution Practice; deutsch: Gute Vertriebspraxis
ICH	englisch: International Conference on Harmonisation of Technical Requirements for Registration of Pharmaceuticals for Human Use
IFA	Informationsstelle für Arzneimittelspezialitäten
IMPACT	International Medical Products Anti-Counterfeiting Taskforce
Interpol	englisch: International Criminal Police Organisation; deutsch: Internationale kriminalpolizeiliche Organisation
NTIN	National Trade Item Number
PDCA	Plan, Do, Check, Act
PHAGRO	Bundesverband des pharmazeutischen Großhandels
PPN	Pharmacy Product Number
PZN	Pharmazentralnummer
TC	englisch: Technical Committee; deutsch: technisches Komitee
WHO	englisch: World Health Organization; deutsch: Weltgesundheitsorganisation
2D / 3D	zweidimensional / dreidimensional
VfA	Verband forschender Arzneimittelhersteller

Inhalt

Abbildungsverzeichnis

Tabellenverzeichnis

Kurzfassung

Diese Studie befasst sich mit einer der Herausforderungen, die sich aus der Globalisierung und dem Wegfall von Handelsschranken innerhalb der letzten Jahre ergeben haben: Arzneimittelfälschungen.

Im Folgenden werden zunächst die menschliche Gesundheit und der Beitrag, den Arzneimittel zu ihrer Aufrechterhaltung und Verbesserung geleistet haben und immer noch leisten, definiert. Weiter wird die Problematik der Arzneimittelfälschungen vorgestellt. Im Fokus stehen dabei die Arten von Arzneimittelfälschungen, das Ausmaß von und die Beweggründe für diese Handlungen sowie Gefährdungen, die sich in Form von massiven Schädigungen von Patienten und Pharmafirmen zugleich niederschlagen. Durch die Darstellung von Konsequenzen des Gebrauchs bereits dokumentierter Fälle von Arzneimittelplagiaten soll die Praxisrelevanz dieser Studie unterstrichen werden.

Die Gesetzgebung hat die Gefahren, die von Arzneimittelfälschungen ausgehen, erkannt. Neben der allgemeinen europäischen Gesetzgebung für Arzneimittel soll gezielt die neu herausgegebene Fälschungssicherheitsrichtlinie 2011/62/EU vorgestellt werden, die insbesondere die Forderung stellt, Verpackungen von verschreibungspflichtigen Medikamenten[1] mit Sicherungsmaßnahmen zu versehen, um Fälschungen zu vermeiden und zu identifizieren.

Diese Sicherungsmaßnahmen können in offene, verborgene und digitale Sicherungsmaßnahmen unterteilt werden. Während offene Sicherungsmaßnahmen mit bloßem Auge sichtbar sind und eine schnelle Echtheitskontrolle ermöglichen, bieten verborgene Sicherungsmaßnahmen Lösungen aus dem Hochsicherheitsdruck. Digitale Sicherungsmaßnahmen bedienen sich scanbarer Codes wie Datamatrixcodes[2]. Die Umsetzung in die Praxis wird im European Stakeholder Model und im deutschen securPharm-Projekt im Rahmen einer Pilotphase ausgiebig getestet.

Das vorletzte Kapitel dieser Studie befasst sich mit der Umsetzung der Maßnahmen in die betriebliche Praxis. Dabei wird gemäß Demings

[1] Siehe Glossar

[2] Siehe Glossar

PDCA[3]-Zyklus vorgegangen. Zunächst muss risikobasiert ermittelt werden für welche Produkte welche Sicherungsmaßnahmen notwendig sind. Hierfür können Instrumente des Qualitätsmanagement wie eine Produktmatrix, eine Nutzwertanalyse sowie ein Ishikawa-Diagramm und eine FMEA[4] einen wertvollen Beitrag leisten. Nach Ermittlung aller relevanter Richtlinien und Gesetze kann eine Compliance Matrix genutzt werden, um sich eine Übersicht über bereits umgesetzte und noch offene Maßnahmen zu verschaffen. Durch Verlinkung mit Nachweisdokumenten ist die Compliance Matrix auch ein sehr gutes Instrument im Rahmen von Audits und Inspektionen. Ein effizientes Änderungsmanagement ermöglicht die Nachvollziehung und Wirksamkeitskontrolle der implementierten Modifikationen.

Eine kurze Zusammenfassung am Schluss sowie ein Ausblick auf ergänzende Gesetzesentwürfe und die Zusammenarbeit zwischen Weltgesundheitsorganisation[5] und Interpol[6] im Kampf gegen Arzneimittelfälschungen runden die Ausführungen ab.

---

3 Siehe Abkürzungsverzeichnis

4 Siehe Abkürzungsverzeichnis

5 Siehe Glossar

6 Siehe Abkürzungsverzeichnis

Vorwort

Die Problematik „Arzneimittelfälschung" ist schon lange bekannt. Da Arzneimittel auf ihrem Weg in die Apotheke viele verschiedene Stationen passieren, ist es möglich, dass Plagiate[7] unbemerkt in die legale pharmazeutische Distributionskette[8] und somit zum Patienten gelangen.

Mit der Legalisierung des Onlinehandels im Jahr 2004 wurde Arzneimittelfälschern für den Verkauf ihrer oftmals gefährlichen Produkte Tür und Tor geöffnet. Dabei bleibt von patentierten Markenprodukten bis zu günstigen Generika[9] kein Produkt von der Nachahmung verschont.

Mit ihrem illegalen Handeln schädigen Arzneimittelfälscher gleichermaßen Patienten und Pharmafirmen. So hat es bereits Todesfälle gegeben, die auf die Einnahme von Plagiaten zurückzuführen sind.

Die Gesetzgebung hat auf diese Entwicklung geantwortet. Zunächst wurde die Richtlinie zur guten Distribution von Fertigarzneimitteln umfassend überarbeitet, es folgte die Fälschungssicherheitsrichtlinie, die bis zum Jahr 2017 bei allen Pharmaunternehmen implementiert sein muss.

Ziel dieser Studie ist es, eine Handlungsempfehlung für Pharmaunternehmen und Pharmadistributoren zur Umsetzung der Fälschungssicherheitsrichtlinie 2011/62/EU bereitzustellen. Dabei soll sie einen allgemeinen Überblick über die von der Fälschungssicherheitsrichtlinie geforderten Sicherungsmaßnahmen bieten. Auf Details zu Technik und Informatik dieser Sicherungsmaßnahmen wird verzichtet, um den Rahmen der Studie nicht zu sprengen.

7 Siehe Glossar

8 Zur Veranschaulichung siehe Anhang I

9 Siehe Glossar

1 Vorstellung der Herausforderung Arzneimittelfälschungen

Arzneimittelfälschungen sind ein Thema mit frappierender Bedeutung. Insbesondere im Zeitalter des anonymen Internets scheint der Handel mit gefälschten Arzneimitteln zu florieren. Dabei kann eine Fälschung verschiedenste Variationen haben. Das Arzneimittel kann lediglich falsch verpackt sein oder es kann ein Beipackzettel[10] fehlen, es kann sein, dass die Dosierung des Wirkstoffes[11] geringer ist oder dass der Wirkstoff komplett fehlt. Im gefährlichsten Fall ist das Produkt wirklich gefälscht. Das bedeutet, dass die Aufmachung des Medikamentes auf ein bestimmtes Arzneimittel hinweist, es sich jedoch um ein komplett anderes, qualitativ schlechteres oder sogar gefährliches Produkt handelt, das im schlimmsten Fall zur Schädigung des Patienten führen kann. Für Gesetzgebung, Pharmaunternehmen und für die Patienten selbst haben sich Arzneimittelfälschungen als Herausforderung herauskristallisiert. Neben den schlimmsten Konsequenzen, Schäden am Menschen, die von gesundheitlichen Folgen bis zum Tode reichen können, führen Arzneimittelfälschungen zu Image- und finanziellen Schäden bei Pharmaunternehmen. Das Vertrauen gegenüber Pharmaunternehmen und Apotheken – online und vor Ort – wird durch Arzneimittelfälschungen auf die Probe gestellt.

Die Gesetzgebung reagiert auf Arzneimittelfälschungen mit verschiedenen Regularien, die im Rahmen dieser Studie vorgestellt werden sollen. Neben der Einhaltung der verschiedenen Gesetze müssen Pharmaunternehmen auf ausgeklügelte und zeitgemäße Lösungen für Kennzeichnung und Verpackung ihrer Produkte setzen, um Manipulationen zu verhindern oder sichtbar machen zu können.

Bevor die Regularien und die verschiedenen Lösungsansätze dargestellt werden sollen, soll zunächst eine grundlegende Vorstellung der Begriffe „Gesundheit“ und „Arzneimittelfälschungen“ erfolgen.

[10] Siehe Glossar

[11] Siehe Glossar

1.1 Definition von Gesundheit

Viele Menschen fokussieren sich stark auf die Gesundheit als bedeutsamen Wert. Noch nie wurde so viel Geld, Zeit und Aufwendung in Erhaltung und Wiedererlangung der Gesundheit investiert, noch nie wurde so viel Wert auf eine möglichst hohe Lebensqualität selbst im Krankheitsfalle gelegt. Bei allem Streben nach Gesundheit gibt es allerdings keine einheitliche Definition von Gesundheit, so wie es auch keine einheitliche Definition dafür gibt, welche Handlungsweisen die Gesundheit einzelner Individuen begünstigen oder negativ beeinträchtigen können.[12]

Die Weltgesundheitsorganisation hat eine der geläufigsten und am meisten zitiertesten Definitionen für den Begriff „Gesundheit" festgelegt: „Health is a state of complete physical, mental and social well-being and not merely the absence of disease or infirmity" („Gesundheit ist ein Zustand vollkommenen körperlichen, geistigen und sozialen Wohlbefindens und nicht lediglich die Abwesenheit von Krankheit oder Gebrechen"). Gegenüber dieser Definition gibt es zahlreiche kritische Stimmen: Die Definition der Weltgesundheitsorganisation gelte als unerreichbar, da gemäß dieser Definition kaum ein Mensch gesund sei. Seit dem Jahre 1948 ist diese Definition nicht verändert worden und so fordern die Kritiker eine Anpassung. Bislang ist jedoch nicht bekannt, wann und ob die Weltgesundheitsorganisation ihre Definition von 1948 revidieren wird.[13]

Der Philosoph Friedrich Nietzsche definierte Gesundheit als „dasjenige Maß an Krankheit, das es mir noch erlaubt, meinen wesentlichen Beschäftigungen nachzugehen".[14]

Einen eher leistungsbezogenen Aspekt bringt der Soziologe Talcott Parsons in seine Definition ein:

„Gesundheit ist ein Zustand optimaler Leistungsfähigkeit eines Individuums, [sic] für die wirksame Erfüllung der Rollen und Aufgaben [sic] für

---

12 Vgl. Kolbeck, R., 2010, S. 7.

13 Vgl. Kolbeck, R., 2010, S. 8.

14 Vgl. o. V.http://www.institut-diogenes.de/de/wer.wir.sind/gesund.werden.und.bleiben/, abgerufen am 11.05.2014.

die es sozialisiert (Sozialisation = Einordnungsprozess in die Gesellschaft, Normen- und Werteübernahme) worden ist."[15]

An die erste Definition der Weltgesundheitsorganisation anlehnend beschrieb das Bundesministerium für Bildung, Wissenschaft, Forschung und Technologie 1996 Gesundheit als ein mehrdimensionales Phänomen, das über den Zustand der Abwesenheit von Krankheit hinausginge.[16]

Trotz verschiedenster Sichtweisen und Definitionen muss jedoch davon ausgegangen werden, dass Gesundheit als etwas Besonderes und Schützenswertes angesehen werden muss, denn es gibt kaum ein zweites Gut, dass so stark reguliert und reglementiert ist wie die eingesetzten Güter und Dienstleistungen zur Erhaltung und Wiedererlangung der Gesundheit. Bei einer volkswirtschaftlichen Betrachtung von Gütern fällt der Unterschied schnell auf. Unter der Prämisse der Güterknappheit geht man bei gewöhnlichen Gütern davon aus, dass der Wettbewerb für die Regulierung der Effizienz maßgebend sei. Güter zur Erhaltung und Wiedererlangung der Gesundheit sind jedoch dahingehend besonders, da kaum andere Güter – von den klinischen Studien über den Herstellungsprozess bis zur Distribution[17] und Nachverfolgung – so stark überwacht werden wie Arzneimittel. Auch regelt sich die Effizienz bei diesen Gütern nicht über den Wettbewerb, sondern über die staatliche Regulierung.[18]

Von den vielen verschiedenen Definitionen für das Wort Gesundheit losgelöst, haben Menschen eine Vielzahl von Optionen, proaktiv etwas für ihre Gesundheit zu tun oder von ihren Leiden geheilt zu werden. Neben unterschiedlichen Therapieformen wie den chirurgischen Eingriffen oder der Strahlentherapie spielt die Arzneimitteltherapie eine besondere Rolle.[19] Bei den deutschen, gesetzlichen Krankenkassen sind die finanziellen Belastungen für Medikamente der größte Posten.[20] Die besondere Bedeutung von Arzneimitteln in Deutschland zeigt sich auch in der Entwicklung der Anzahl verkaufter Packungen und Umsätze, die in den un-

[15] Vgl. o. V.http://www.global-foundation.de/medizin-wissenschaft/was-ist-gesundheit/, abgerufen am 11.05.2014.
[16] Vgl. Guillou, I., Schäffler, A., Escher, M., 2012, S. 48.
[17] Siehe Glossar
[18] Vgl. Schöffski, O., Fricke, F., Guminski, W., 2008, S. 48.
[19] Vgl. Kolbeck, R., 2010, S. 8.
[20] Vgl. Kolbeck, R., 2010, S. 9.

tenstehenden Tabellen dargestellt sind. Es ist abzulesen, dass die Verkaufszahlen für Arzneimittel und die Nettoumsätze von Jahr zu Jahr ansteigen.

Sortimentsbereich	Jahr (absteigend)								
	1986	**1990**	**1995**	**1996**	**2000**	**2005**	**2010**	**2011**	**2012**
Sortimentsbereich insgesamt	1.100	1.300	1.350	1.650	1.560	1.438	1.386	1.396	1.355
Arzneimittelverordnungsvolumen	750	900	860	1.070	960	870	856	867	824
Verschreibungspflichtige Arzneimittel	500	520	530	670	680	727	744	761	722
Apothekenpflichtige Arzneimittel, verordnet	250	380	330	400	280	143	112	106	102
Selbstmedikation	350	400	490	580	600	568	530	529	531
Apothekenpflichtige Arzneimittel, nicht verordnet	300	350	440	530	550	511	487	486	486
Freiverkäufliche Arzneimittel	50	50	50	50	50	57	43	43	45

Tabelle 1: Arzneimittelumsatz in Millionen Packungen im Vergleich[21]

Sortimentsbereich	Jahr (absteigend)						
	1986	**1990**	**2000**	**2005**	**2010**	**2011**	**2012**
Sortimentsbereich insgesamt	12,52	15,13	26,90	35,30	39,90	40,90	42,60
Arzneimittelverordnungsvolumen	9,61	11,81	21,17	27,90	32,60	33,50	35,00
Verschreibungspflichtige Arzneimittel	7,62	9,20	18,10	26,70	31,60	32,50	34,10
Apothekenpflichtige Arzneimittel, verordnet	1,99	2,61	3,07	1,20	1,00	1,00	0,90
Selbstmedikation	2,10	2,35	3,94	3,80	3,50	3,50	3,60
Apothekenpflichtige Arzneimittel, nicht verordnet	1,79	1,99	3,53	3,50	3,30	3,30	3,30
Freiverkäufliche Arzneimittel	0,31	0,36	0,41	0,30	0,20	0,20	0,30
Krankenpflegeartikel	0,43	0,54	0,97	1,60	1,70	1,70	1,70
Apothekenübliches Ergänzungssortiment	0,38	0,43	0,82	2,00	2,10	2,20	2,30

Tabelle 2: Nettoumsatz in Milliarden Euro[22]

Gemäß einer Analyse des Wissenschaftlichen Instituts der AOK[23] sind im Jahre 2013 sogar 642 Millionen Arzneimittelpackungen an die etwa 70

---

21 Vgl. o.V. http://www.gbe-bund.de/oowa921-install/servlet/oowa/aw92/WS0100/_XWD_PROC?_XWD_102/10/XWD_CUBE.DRILL/_XWD_130/D.000/3727, abgerufen am 11.05.2014

22 Vgl. o.V. http://www.gbe-bund.de/oowa921-install/servlet/oowa/aw92/WS0100/_XWD_PROC?_XWD_2/2/XWD_CUBE.DRILL/_XWD_30/D.752/5406, abgerufen am 11.05.2014

Millionen Versicherten verordnet worden, wobei diese Arzneimittelpackungen aus 38,1 Milliarden Tagesdosen bestanden. Somit ergibt sich ein Durchschnitt von 546 Tagesdosen pro versicherter Person und ein täglicher Arzneimittelverbrauch von 1,5 Arzneimitteln pro versicherter Person.[24]

An diesem Punkt angelangt drängt sich die Frage auf, wie der regulierende Gesetzgeber Arzneimittel überhaupt definiert und was für Besonderheiten für Arzneimittel gelten. Dieser Definition wird im nächsten Unterkapitel nachgegangen.

1.2 Definition und Besonderheiten von Arzneimitteln

Die von der Pharmaindustrie angebotenen Arzneimittel sind auf der einen Seite normale Gegenstände des Warenwirtschaftsverkehrs, die denselben Regeln und Verordnungen unterliegen wie andere Wirtschaftsgüter auch.[25] Paragraph 2, Absatz 1 des Arzneimittelgesetzes zeigt jedoch die Besonderheit von Arzneimitteln auf, indem es Arzneimittel als Stoffe oder Zubereitung aus Stoffen, die zur Anwendung im oder am menschlichen oder tierischen Körper bestimmt sind und als Mittel mit Eigenschaften zur Heilung, Linderung oder zur Verhütung von Krankheit oder krankhafter Beschwerden bestimmt sind, definiert. Außerdem sagt Paragraph 2 weiter, „dass Arzneimittel im oder am menschlichen oder tierischen Körper angewendet oder verabreicht werden, um physiologische Funktionen [...] wiederherzustellen, zu korrigieren, zu beeinflussen oder um eine medizinische Diagnose zu erstellen".[26] Durch die direkte Anwendung am Menschen oder am Tier nehmen Arzneimittel somit eine besondere Stellung als „Waren besonderer Art" ein, die über verschiedene Gesetze besonders reglementiert werden.[27] Das oben bereits zitierte Arzneimittelgesetz ist das Gesetz, welches das Inverkehrbringen von Arzneimitteln regelt. Das Arzneimittelgesetz ist für die grundsätzliche Regelung der Produktion, Zulassung und Kontrolle von Medikamenten zuständig. Eine Behandlung von Medikamenten als Produkte mit Son-

---

23 Siehe Abkürzungsverzeichnis

24 Vgl. Fricke, U., Günther, J., Zawinell, A., Rana Zeidan, R. http://www.wido.de/meldungakt+M5dd955cca20.html, abgerufen am 12.05.2014.

25 Vgl. Fischer, D., 2013, S. 11.

26 Vgl. Arzneimittelgesetz § 2.

27 Vgl. Fischer, D., 2013, S. 11.

derstatus zeigt das einzige Werbesondergesetz Deutschlands auf, das Heilmittelwerbegesetz. Sind für andere Produktarten eine große Anzahl von Werbearten völlig natürlich, existieren für Arzneimittel viele Vorschriften in Bezug auf den Einsatz von Werbemitteln. Diesbezügliche Vorschriften und Verbote sind im Heilmittelwerbegesetz geregelt. Das Heilmittelwerbegesetz muss den speziellen Sonderstatus von Medikamenten berücksichtigen, muss das Recht auf Bewerbung der Pharmaindustrie respektieren sowie das Bedürfnis des Verbrauchers nach Schutz berücksichtigen. Die krankheitsbedingte Notlage des Patienten darf von der Pharmaindustrie nicht ausgenutzt werden, vielmehr soll der Patient möglichst sachlich über die Medikamente informiert werden, die zur Selbstmedikation zur Verfügung stehen, während der Pharmahersteller, wie bei anderen Produkten auch, die Möglichkeit haben soll, so wohlwollend wie möglich über sein Produkt sprechen zu können.[28] Eine weitere gesetzliche Grundlage in Deutschland bietet die AMWHV, die Arzneimittel- und Wirkstoff-Herstellungsverordnung, die für die Herstellung von Arzneimitteln und deren Wirkstoffen maßgeblich ist.

Zu weiteren Besonderheiten von Arzneimitteln zählen die positiven Effekte auf die Gesellschaft. Ist die gesamtwirtschaftliche Wirkung bisher zwar nicht quantifiziert worden, so zeigt sich doch, dass durch bessere hygienische und medizinische Versorgung durch die Bereitstellung effektiver Medikamente die Lebenserwartung in den letzten 100 Jahren deutlich gestiegen ist. Betrug die Lebenserwartung in Industrieländern vor 100 Jahren im Schnitt nur 40 Lebensjahre, haben Frauen heute eine Lebenserwartung von über 82 und Männer von über 77 Jahren erreicht.[29] Die erfreuliche Entwicklung der Lebenserwartung hat jedoch auch ihre Schattenseiten, denn mit dem steigenden Lebensalter nimmt auch die Anzahl der chronischen[30] Krankheiten zu. Zwei Drittel der Verschreibungen von Arzneimitteln werden an Menschen, die älter als 60 Jahre alt sind, übergeben. Eine Statistik des Bundesministeriums für Bildung und Forschung besagt, dass Menschen in einem Alter zwischen 60 und 64 Jahren durchschnittlich zwei bis drei verschiedene Medikamente täglich erhalten. Menschen, die 80 Jahre und älter sind, nehmen sogar zwischen vier und fünf unterschiedliche Arzneimittel täglich. Im Jahre 2005

---

[28] Vgl. o.V. http://www.bah-bonn.de/index.php?id=627, abgerufen am 12.05.2014.

[29] Vgl. Fischer, D., 2013, S. 11.

[30] Siehe Glossar

hat die Gesetzliche Krankenkasse kalkuliert, dass Menschen mit einem Alter von über 60 Jahren pro Jahr zusätzlich zu den verschreibungspflichtigen Medikamenten noch sieben Packungen nicht rezeptpflichtiger Arzneimittel erwerben. Es kann also von einer steigenden Relation zwischen Lebensalter und der Anzahl der regelmäßig einzunehmenden Arzneimittel ausgegangen werden.[31]

Eine weitere Kehrseite der Medaille hat einst der deutsche Pharmakologe Gustav Kuschinsky (1904–1992) treffend beschrieben, indem er sagte: „Wenn behauptet wird, dass eine Substanz keine Nebenwirkung zeigt, so besteht der dringende Verdacht, dass sie auch keine Hauptwirkung hat." Es ist von Nebenwirkungen[32] die Rede, die bei jedem Arzneimittel auftreten können. Gemäß Jahresbericht 2012/2013 des Bundesinstituts für Arzneimittel und Medizinprodukte (BfArM) gab es im benannten Zeitraum allein in Deutschland 50.000 Verdachtsmeldungen zu Arzneimittelrisiken.[33] Spätestens seit der zu trauriger Berühmtheit erlangten Contergan-Katastrophe[34] ist vielen Menschen bewusst, dass Arzneimittel nicht nur zur erwünschten Heilung oder Linderung führen können, sondern dass die Verwendung dieser Stoffe mit gewissen Risiken einhergehen kann. Diesen Risiken trägt der Gesetzgeber Rechnung, indem er seit 1978 ein strenges Zulassungsverfahren für Medikamente implementiert hat, bei dem entsprechende Nachweise für die Qualität, Effektivität und Sicherheit von Arzneimitteln erbracht werden müssen. Die Dauerüberwachung von Arzneimitteln über die sogenannte Pharmakovigilanz[35] eines jeden Pharmaunternehmens, die die Aufgabe hat, sämtliche gemeldeten Nebenwirkungen zu registrieren, sowie eine verschuldensunabhängige Gefährdungshaftung der Pharmaunternehmen sollen

---

31 Vgl. o.V. Broschüre „Medikamente im Alter" herausgegeben vom Bundesministerium für Bildung und Forschung, S. 2 f.; www.gesundheitsforschung-bmbf.de/_media/BMBF_Brosch_Priscus.pdf, abgerufen am 16.06.2014.

32 Siehe Glossar

33 Siehe Jahresbericht BfArM 2012/23, S. 2.

34 Der sogenannte Contergan Skandal wurde im Jahre 1960 aufgedeckt. Im Jahre 1957 hatte das Pharmaunternehmen Grünenthal GmbH das Beruhigungsmittel Contergan auf den Markt gebracht. Es wurde u.a. schwangeren Frauen gegen Morgenübelkeit verabreicht. In Folge kamen etwa 5.000 bis 10.000 schwer missgebildete Kinder auf die Welt, denen zum Teil ganze Gliedmaßen fehlten. Heute leben noch 2.800 Contergan geschädigte Menschen in Deutschland. (Quelle: www.gruenenthal-opfer.de, abgerufen am 25.05.2014).

35 Siehe Glossar

die Risiken minimieren und die Interessen des Patienten weitestgehend schützen.[36]

Neben bekannten und unvermeidlichen Risiken, die von Arzneimitteln ausgehen können, hat sich in den letzten Jahren jedoch ein weiteres Phänomen herauskristallisiert, das Patienten wie Pharmaunternehmen hohen Schaden zufügen kann. Die Rede ist von den Arzneimittelfälschungen, auf die im nächsten Unterkapitel näher eingegangen werden soll.

1.3 Definition von Arzneimittelfälschungen

Die Weltgesundheitsorganisation WHO[37] definiert Arzneimittelfälschungen als Produkte, die unterhalb der festgelegten Standards hergestellt worden sind und daher für die Gesundheit der Patienten gefährlich sein können und nicht für die Behandlung von Krankheiten geeignet sind. Im Vergleich zu den regulären Medikamenten werden bei Arzneimittelfälschungen in betrügerischer Absicht falsche Angaben in Bezug auf die Identität und den Herstellungsweg gemacht. Dabei werden sowohl patentierte Markenprodukte als auch Generika gefälscht und es existieren unterschiedlichste Variationen von Fälschungen. Es können die korrekten Wirk- und Hilfsstoffe[38] enthalten sein, jedoch kann die Verpackung und Packungsbeilage gefälscht sein. Auch kann es sein, dass der falsche, zu wenig oder gar kein Wirkstoff in dem gefälschten Produkt enthalten ist. Wirkstoffe können durch minderwertige oder sogar toxische[39] Substanzen ausgetauscht worden sein. Tabelle 3 zeigt zusammenfassend an, welche Typen von Arzneimittelfälschungen es gibt:

[36] Vgl. Kolbeck, R., 2010, S. 10.

[37] Siehe Abkürzungsverzeichnis

[38] Siehe Glossar

[39] Siehe Glossar

Bezeichnung	2004	Erklärung	Medizinische Folgen
Perfekte Fälschung	7%	In Bezug auf Verpackung und Wirkstoffe ist die Fälschung vom Plagiat nicht zu unterscheiden.	Geringes Risiko
Fälschung mit schlechter Wirkstoffqualität bzw. -quantität	17%	Fälschung in der identischen Verpackung eines Originalproduktes. Der angegebene Wirkstoff ist meist enthalten, aber nicht in ausreichender Qualität und Quantität.	Die Wirkung kann mangelhaft sein. Bei Antibiotika ist es möglich, dass sich Resistenzen bilden.
Placebo	60%	Die Fälschung hat dasselbe Aussehen wie ein Original. Es sind jedoch wirkungslose Inhaltsstoffe enthalten, obwohl Wirkstoffe deklariert sind (z.B. Traubenzucker).	Keine heilende Wirkung; kann bei manchen Krankheiten lebensbedrohlich sein.
Fälschung mit schädlichen Inhaltsstoffen	16%	Die Fälschung enthält gesundheitsschädliche Stoffe.	Hohes Risiko, ganz unabhängig von der zu behandelnden Krankheit; lebensbedrohlich.

Tabelle 3: Übersicht der unterschiedlichen Typen von Arzneimittelfälschungen[40]

Arzneimittelfälschungen sind von minderwertiger Qualität und nicht von gewohnter Sicherheit und Zuverlässigkeit, da ihre Herkunft und die Herstellungsstandards nicht bekannt und in jedem Falle illegal sind. Gemäß der Weltgesundheitsorganisation bleibt keine Indikation von Arzneimittelfälschungen verschont. Es werden nicht nur Medikamente gefälscht, bei denen sich ein Patient schämen könnte, sie beim Arzt anzufragen und die er daher bevorzugt im anonymen Internet bestellen könnte (sogenannte Lifestyle-Medikamente wie Potenzmittel, Medikamente gegen Adipositas etc.), sondern sogar lebenswichtige Medikamente wie Arzneimittel gegen Krebs, AIDS[41], Bluthochdruck, Malaria und Tuberkulose, Cholesterinsenker und Medikamente gegen Bluthochdruck sowie günstige Schmerzmittel sind bereits gefälscht worden.[42]

Einen Überblick über die sehr ernstzunehmenden Gefahren, die von Arzneimittelfälschungen ausgehen können, bietet das nächste Kapitel.

40 Vgl. Abramovic, M, Overmeyer, L., 2010, S. 77.

41 Siehe Abkürzungsverzeichnis

42 Vgl. WHO Fact Sheet, Revised 14 November 2006, Quelle: o.V. http://www.who.int/medicines/services/counterfeit/impact/ImpactF_S/en/, abgerufen am 18.05.2014 und http://www.who.int/mediacentre/factsheets/fs275/en/ Factsheet Nr. 275, abgerufen am 07.06.2014.

1.3.1 Gefahren von Arzneimittelfälschungen

Arzneimittelfälschungen sind aufgrund der Tatsache, dass sie den nachgeeiferten Originalen in Effektivität, Sicherheit und Qualität nachstehen, äußerst gefährlich.

Plagiate entziehen sich einer jeden regulatorischen, staatlichen Kontrolle, die beispielsweise im Falle von Rückrufen besonders wichtig ist. Bislang identifizierte Arzneimittelfälschungen, die Analysen unterzogen wurden, zeigten gar keine oder eine reduzierte Wirkung, die sich in einer nicht oder nur sehr langsam voranschreitenden Heilung auswirken kann. Im Falle von Antibiotika ist von einer besonderen Gefährdung auszugehen, da der jeweilige Patient Resistenzen bilden kann. Das bedeutet, dass das Antibiotikum bei der nächsten Antibiotikagabe wirkungslos bleiben könnte.

Die Weltgesundheitsorganisation bietet auf ihrer offiziellen Internetpräsenz eine Übersicht von offiziellen Todesfällen, die auf Arzneimittelfälschungen zurückzuführen sind. Diese Übersicht zeigt auf eindrückliche Weise, dass die Gefahren, die von Arzneimittelplagiaten ausgehen, nicht zu unterschätzen sind. Diese Fälle sollen im Rahmen dieser Studie genannt werden, um die Gefährlichkeit von Plagiaten zu untermauern:

- 1992 kam es in Brasilien zu vielen unerwünschten Schwangerschaften, da wirkstofffreie Kontrazeptiva in den legalen Handel gelangt waren.[43]
- Während einer Meningitis-Epidemie in Niger im Jahre 1995 wurden mehr als 50.000 Menschen mit gefälschten Impfstoffen geimpft. 2.500 Menschen fielen dieser gefälschten Impfung zum Opfer und starben. Die Impfdosen waren als Geschenk von einem anderen Staat überreicht worden, der von der Sicherheit der Arzneimittel überzeugt gewesen war.
- 1995 starben 89 Kinder in Haiti und 1998 starben 30 Säuglinge in Indien aufgrund der Einnahme von gefälschtem Hustensaft, der mit Diethylenglykol versetzt gewesen war. Diethylenglykol ist ein toxischer, chemischer Stoff, der normalerweise in Frostschutzmitteln eingesetzt wird.

[43] Vgl. Kolbeck, R., 2010, S. 18.

- Eine im Jahre 2001 veröffentlichte Studie ergab, dass 38% der 104 im Handel erhältlichen Medikamente gegen Malaria, die in asiatischen Apotheken erhältlich waren, überhaupt keinen Wirkstoff enthielten.[44]
- 2004 und 2005 führten gefälschte Eisenpräparate zu mehreren Todesfällen und Frühgeburten bei Frauen.[45]

In Anbetracht der Fakten scheint die Frage nach den Beweggründen der Fälscher nur angemessen. Darauf soll im nächsten Unterkapitel eingegangen werden.

1.3.2 Beweggründe für die Fälschung von Arzneimitteln

Der Hauptgrund für die Fälschung von Arzneimitteln liegt im hohen Profit. Gemäß Bundesverband deutscher Apotheker ist bei Arzneimittelfälschungen mittlerweile von einem lukrativen Schwarzmarkt die Rede. So sind beispielsweise Viagra-Plagiate mittlerweile wertvoller als das Rauschmittel Kokain. Veranschaulicht wird dies in der untenstehenden Abbildung 1:

[44] Vgl. Newton et al. PLoS Medicine 2008, a collaborative epidemiological investigation in the criminal fake Artesunate trade in south-east Asia.

[45] Vgl. WHO Fact Sheet, Revised 14 November 2006, Quelle: o.V. http://www.who.int/medicines/services/counterfeit/impact/ImpactF_S/en/, abgerufen am 18.05.2014

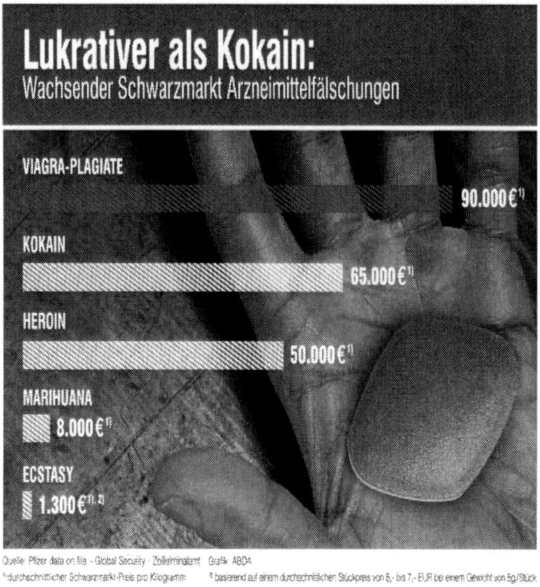

Abbildung 1: Viagra-Plagiate versus traditionelle Rauschmittel[46]

Arzneimittel eignen sich zur Fälschung besonders gut, da ihr Preis im Verhältnis zu ihrer Größe bzw. zu ihrem Volumen besonders hoch ist. Wie es bereits die Tabellen 1 und 2 aufzeigen, hat sich die Nachfrage nach Arzneimitteln stetig nach oben entwickelt. Für die Fälschung von Arzneimitteln sind keine besonderen Anlagen, geschultes Personal oder kostspielige Qualitätssicherungsmaßnahmen notwendig. Durch das Ersetzen der Inhaltsstoffe der nachgeahmten Arzneimittel mit minderwertigen Wirkstoffen oder ihr bewusstes Weglassen fallen die Herstellungskosten vergleichsweise niedrig aus. Auch fällt eine Produktfälschung bei Medikamenten nicht auf, wenn das Medikament mit bloßem Auge betrachtet wird, sodass Patienten besonders leicht getäuscht werden können. Somit ist die verdiente Marge für Arzneimittelfälscher sehr hoch. Laut der Weltgesundheitsorganisation begünstigen das fehlende politische Engagement sowie der Mangel an Kontrollen aufgrund fehlender Ressourcen das Fälschen von Arzneimitteln.

---

46 o.V. http://www.abda.de/fileadmin/assets/Pressetermine/2008/04_Tda_2008/Infografik_Kokain.jpg, abgerufen am 25.05.2014.

Die Mitgliedsstaaten der Weltgesundheitsorganisation haben keine harmonisierten Arzneimittelbehörden:

- Bei 50% der Mitgliedsstaaten ist das Funktionieren von Arzneimittelbehörden unterschiedlich ausgeprägt.
- Bei weiteren 30% der Mitgliedsstaaten existieren entweder keine Regularien bezüglich des Umgangs mit Arzneimitteln oder die Regularien können nicht umgesetzt werden.
- Lediglich 20% der Mitgliedsstaaten können die Produktion und die Distribution von Arzneimitteln entsprechend überwachen.

Was Arzneimittelfälschungen weiter begünstigt ist die Tatsache, dass in vielen Ländern das Fälschen von Arzneimitteln keine Straftat darstellt bzw. die festgesetzten Strafen zu mild sind, um Fälscher abzuschrecken.[47] Was die Fälschung von Medikamenten auch erleichtert ist der Versandhandel mit Medikamenten über das Internet, der seit dem Jahre 2004 in Deutschland legal ist. Konnte vor 2004 ein Arzneimittel ausschließlich in einer öffentlichen Apotheke käuflich erworben werden, kann heute die legale Lieferkette über pharmazeutische Großhändler über das Internet besonders leicht umgangen werden. Über Spam-E-Mails und unseriöse Internetseiten, auf denen vermeintliche Wundermittel angeboten werden und normalerweise verschreibungspflichtige Arzneimittel selbst ohne Rezept käuflich erworben werden können, gelangen ahnungslose Patienten mit den Fälschern und ihren bedenklichen Produkten in Kontakt. Sogenannte Lifestyle-Produkte wie Muskelaufbaumittel und Produkte zur Gewichtsreduzierung oder gegen Haarausfall treiben die Gewinne der Fälscher besonders in die Höhe, denn sie setzen auf menschliche Schamgefühle. Zunächst bestellt der ahnungslose Patient die gefälschten Mittel und ist einer Gesundheitsgefährdung ausgesetzt. Selbst wenn der Patient die Fälschung und Wirkungslosigkeit des bestellten Präparates erkennt, ist er wieder Schamgefühlen ausgesetzt, wenn es darum geht, die Fälschung zu melden.[48] Abbildung 2 stellt dar, über welche Kanäle gemäß einer Umfrage das Risiko, mit einer Arzneimittelfälschung in Berührung zu kommen, am höchsten ist:

---

[47] Vgl. Kolbeck, R., 2010, S. 23.
[48] Vgl. Kolbeck R., 2010, S. 18 ff.

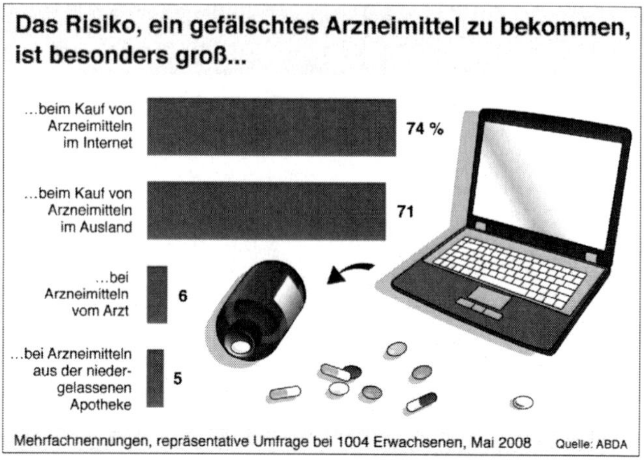
Das Risiko, ein gefälschtes Arzneimittel zu bekommen, ist besonders groß...
...beim Kauf von Arzneimitteln im Internet
74 %
...beim Kauf von Arzneimitteln im Ausland
71
...bei Arzneimitteln vom Arzt
6
...bei Arzneimitteln aus der niedergelassenen Apotheke
5
Mehrfachnennungen, repräsentative Umfrage bei 1004 Erwachsenen, Mai 2008
Quelle: ABDA

Abbildung 2: Umfrageergebnisse bzgl. der riskantesten Wege, mit gefälschten Arzneimitteln in Berührung zu kommen[49]

74 Prozent der Befragten gehen davon aus, dass die Gefahr, mit gefälschten Arzneimitteln in Berührung zu kommen, beim Kauf über das Internet am höchsten ist.

Nun da Arzneimittelfälschungen definiert, ihre Gefahren beschrieben und begünstigende Faktoren genannt worden sind, soll das nächste Unterkapitel über das Ausmaß von Arzneimittelfälschungen aufklären.

1.3.3 Das Ausmaß von Arzneimittelfälschungen

Im Jahre 2005 schätzte das amerikanische „Centre for Medicines in the Public Interest", dass sich bis zum Jahre 2010 die weltweiten Verkäufe von gefälschten Arzneimitteln um 90% erhöhen und ein Verkaufswert von 75 Milliarden US-Dollar einbringen würden.

Obwohl es aufgrund der unbekannten Dunkelziffer schwierig ist, verlässliche Zahlen zu nennen, geht die Weltgesundheitsorganisation davon aus, dass die Verkaufszahlen von gefälschten Medikamenten zwischen 1% des gesamten Marktwertes in Industrieländern und 10% des gesamten Marktwertes in Entwicklungsländer liegen, wobei es je nach geogra-

49 Vgl. o.V. http://www.abda.de/fileadmin/assets/Pressetermine/2008/04_Tda_2008/Arzneimittel_Grafik_F.jpg, abgerufen am 25.05.2014.

phischer Lage zu hohen Unterschieden kommen kann. Die Weltgesundheitsorganisation fundiert ihre Zahlen auf Berichte von Apotheken und Angaben von Nicht-Regierungsorganisationen. Die Weltgesundheitsorganisation macht vor allen Dingen die fehlende Umsetzung von Arzneimittelgesetzen, die mangelnde Überwachung und den Mangel an abschreckenden Strafen für Arzneimittelfälschungen für das Florieren des Geschäftes mit gefälschten Medikamenten verantwortlich. Dennoch unterscheidet die Weltgesundheitsorganisation das Vorkommen von Arzneimittelfälschungen je nach Regionen:

- Für die meisten industrialisierten Länder mit wirksamen regulatorischen Systemen und einer angemessenen Marktkontrolle liegt der geschätzte Wert von Verkäufen von gefälschten Arzneimitteln bei weniger als 1% des Gesamtmarktwertes.

- Viele Länder Asiens, Lateinamerikas und Afrikas weisen Gebiete auf, in denen mehr als 30% aller im Handel zugänglichen Arzneimittel gefälscht sein können. Bei anderen Entwicklungsländern liegt die Rate bei 10%. Eine realistische Gesamtrate liegt gemäß der WHO zwischen 10% und 30%.

- Viele Länder der ehemaligen Sowjetunion weisen eine Rate an gefälschten Medikamenten von etwa 20% des gesamten Marktwertes auf. Somit liegen die Quoten dieser Länder bei denen der Entwicklungsländer.

- Die Weltgesundheitsorganisation geht davon aus, dass 50% der Produkte, die über das Internet bezogen werden und bei denen die Anbieter ihre tatsächliche Adresse geheim halten, gefälscht sein könnten.[50] Diese Zahl konnte durch 2008 durchgeführte Testkäufe des Zentrallabors Deutscher Apotheker e.V. bestätigt werden.[51]

Ein Informationsblatt, das 2013 vom Bundesministerium für Gesundheit herausgegeben wurde, gab an, dass es in Deutschland bislang nur vereinzelte Fälle von identifizierten Arzneimittelfälschungen innerhalb der legalen Lieferkette über Großhändler und Apotheken gegeben habe. Das

---

[50] Vgl. WHO Fact Sheet, Revised 14 November 2006, Quelle: o.V. http://www.who.int/medicines/services/counterfeit/impact/ImpactF_S/en/, abgerufen am 18.05.2014

[51] Vgl. o.V. http://www.abda.de/423.html, abgerufen am 25.05.2014

Bundeskriminalamt hat in der Zeit zwischen 1996 und 2008 nur 38 Fälle von bestätigten Arzneimittelfälschungen innerhalb der pharmazeutischen Distributionskette vom Großhandel bis hin zur öffentlichen Apotheke registriert.[52]

Hiervon getrennt zu betrachten ist der Bezug von Arzneimitteln über illegale Wege, wie sie das Internet bietet.[53]

Beunruhigende Zahlen liefert die Jahresstatistik der Bundeszollverwaltung 2012. So zeigt eine Gegenüberstellung der Beschlagnahmungen von klassischen Betäubungsmitteln und Beschlagnahmungen von Arzneimitteln, dass von hohen Zahlen gesprochen werden muss. Im Jahre 2012 konnten vier Beschlagnahmungen von gefälschten Arzneimitteln pro Tag verzeichnet werden.

Betäubungsmittel	**2010**	**2011**	**2012**
In Kilogramm			
Heroin	218	357	401
Opium	14	111	31
Kokain	1.060	1.625	1.059
Amphetamine	361	532	313
Metamphetamin (Crystal)	15	17	24
Haschisch	1.328	1.215	800
Marihuana	2.281	1.260	1.637
Sonstige Betäubungsmittel	21.494	24.495	24.459
Gesamt:	26.771	29.612	28.724
In Stück			
Amphetaminderivate	230.685	421.071	179.725

Tabelle 4: Von der Zollverwaltung sichergestellte Rauschgifte[54]

	Wert der beschlagnahmten Waren in Mio. €	**Anzahl der beschlagnahmten Waren in Tausend Stück**	**Anzahl aller Beschlagnahmungen**
Arzneimittel	4,8	321,3	1.467

Tabelle 5: Von der Zollverwaltung beschlagnahmte gefälschte Arzneimittel im Jahre 2012[55]

[52] Vgl. o.V. http://www.abda.de/sichere_arzneimittel.html, abgerufen am 25.05.2014

[53] Vgl. o.V. http://www.bmg.bund.de/fileadmin/dateien/Downloads/A/Arzneimittelfaelschung/130507_Infoblatt_Arzneimittelfaelschungen.pdf, abgerufen am 25.05.2014

[54] Die Bundeszollverwaltung: Jahresstatistik 2012 des Bundesministeriums der Finanzen.

Erste Zahlen für 2013 liefert der Bundesverband deutscher Apothekerverbände, der im Jahre 2013 ein Faktenblatt herausgab, das über die Lage im Bereich der Arzneimittelfälschungen informieren soll. Demnach haben im 1. Halbjahr 2013 deutsche Zollbehörden über 1,4 Millionen gefälschte Tabletten, Ampullen und Pulver an den Grenzen sicherstellen können, dies sind 15% mehr als im selben Zeitraum im Jahre 2012.

Im Rahmen der Interpol-gestützten Operation Pangea VI[56] kam es weltweit zur Konfiszierung von 9,8 Millionen illegalen und gefälschten Arzneimitteln.[57] Der Anteil der Fälschungen, die in Deutschland konfisziert wurden, lag bei 27.930 Tabletten, Ampullen und Kapseln.[58] Gemäß EU-Zollbericht des Jahres 2012 sind gefälschte Medikamente diejenige Produktart, die mit einem Anteil von 24% an den EU-Außengrenzen am häufigsten konfisziert werden konnte.[59]

Untenstehende Tabelle zeigt die Anzahl der Beschlagnahmungen von Arzneimitteln an den EU-Außengrenzen im Jahre 2012:

<table>
<tr><th colspan="4">Anzahl an Beschlagnahmungsfällen</th><th colspan="4">Anzahl an beschlagnahmten Artikeln</th><th colspan="4">Warenwert der Originalgüter</th></tr>
<tr><td colspan="4">2.530</td><td colspan="4">712.220</td><td colspan="4">8.152.653 €</td></tr>
<tr><th colspan="12">Herkunftsländer der Fälschungen</th></tr>
<tr><td colspan="3">China
48,84%</td><td colspan="3">Indien
16,20%</td><td colspan="3">Hong Kong
14,15%</td><td colspan="3">Restliche Länder
20,81%</td></tr>
</table>

Tabelle 6: Beschlagnahmungen von gefälschten Arzneimitteln an den EU-Außengrenzen im Jahre 2012[60]

1.3.4 Erkennungsmerkmale von Arzneimittelfälschungen

Die zuvor benannten Beispiele zeigen deutlich, dass Arzneimittelfälschungen nicht nur im Internet, sondern sogar in der sicheren, legalen Vertriebskette vorkommen können. Den Großhändlern und Apothekern

55 Die Bundeszollverwaltung: Jahresstatistik 2012 des Bundesministeriums der Finanzen.

56 Siehe Glossar

57 Vgl. o.V. http:/www.interpol.int/News-and-media/News-media-releases/2013/PR077, abgerufen am 05.06.2014

58 Vgl. o.V. http://www.bka.de/nn_205924/DE/Presse/Pressemitteilungen/Presse2013/130627_Pangea_VI.html?_nnm=true, abgerufen am 05.06.2014

59 Vgl. Report on EU customs enforcement of intellectual property rights. Results at the EU border-2012.

60 Report on EU customs enforcement of intellectual property rights – Results at the EU border 2012.

wird daher eine große Bedeutung zugewiesen, denn sie können unter Umständen gefälschte Arzneimittel ausfindig machen.

Mögliche Erkennungsmerkmale von Medikamentenfälschungen sind:

- Angaben auf primärer und sekundärer Verpackung[61] stimmen nicht überein.
- Schriftgröße und Druckqualität weisen Unterschiede auf.
- Verschiedene Farben auf Sekundärverpackungen.
- Offensichtliche Rechtschreibfehler.
- Merkmale der Primärverpackung weichen ab (z.B. anderes Muster der Längsnaht von Blistern).
- Größe, Geruch und Farbe der Arzneiform unterscheiden sich.
- Fehlerhafte oder widersprüchliche Angaben auf Beipackzetteln.
- Merkmale der Sekundärverpackung weichen ab (z.B. veränderter Schnittwinkel der Schachtelkappen)[62].

Trotz dieser verschiedenen möglichen Erkennungsmerkmale von Medikamentenfälschung ist es oft unmöglich, z.B. gefälschte von originalen Tabletten unterscheiden zu können, wie in Abbildung 3 erkennbar:

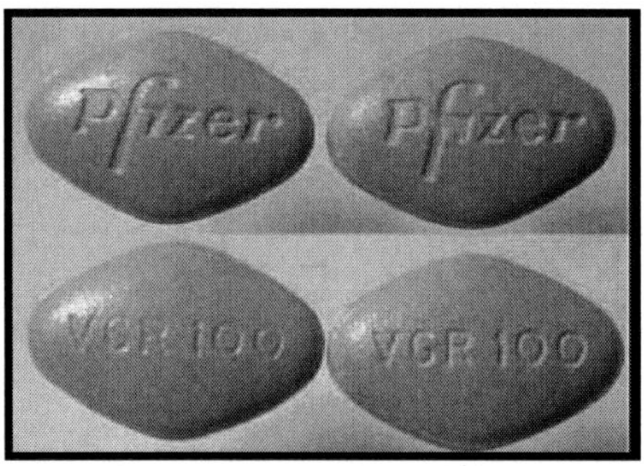

Abbildung 3: Original und Fälschung des Potenzmittels Viagra von Pfizer[63]

---

61 Siehe Glossar

62 Vgl. o.V. www.zentrallabor.com/userfiles/Entwurf_fin.pdf, abgerufen am 07.06.2014

In Kapitel 1 wurden die Herausforderungen und Gefahren, die sich aus der Fälschung von Arzneimitteln ergeben, herausgearbeitet. Aufgrund der steigenden Vorfälle von Arzneimittelfälschungen hat die europäische Gesetzgebung reagiert und entsprechende Regularien auf den Weg gebracht, die in Kapitel 2 näher beleuchtet werden sollen.

---

[63] o.V. http://pharmamkting.blogspot.ch/2012_08_01_archive.html, abgerufen am 22.06.2014.

2 Gesetzgebung zur Vermeidung von Arzneimittelfälschungen

Nachdem in Kapitel 1 ausführlich auf Arzneimittelfälschungen und ihre Problematik eingegangen wurde, dient Kapitel 2 der Übersicht der verschiedenen existierenden Gesetzgebungen, die auf die Bedrohung Arzneimittelfälschungen mit entsprechenden Forderungen, die insbesondere von Pharmafirmen und ihren beauftragten Subunternehmern eingehalten werden sollen, reagieren.

2.1 Die Europäische Gesetzgebung und die Datenbank EudraLex

Das komplette Arzneimittelrecht der EU findet sich in der Internetdatenbank EudraLex. In den Bänden 1 bis 10 und den jeweiligen Anhängen finden sich sämtliche EU[64]-Regularien zur Arzneimittelherstellung- und -abgabe, zur Zulassung und klinischen Prüfung.[65] Die EU-Legislation dient der Harmonisierung der Regularien aus den EU-Mitgliedsstaaten und kennt zwei Arten von Dokumenten:

- Die EG-Richtlinien, auch Richtlinien genannt: Diese müssen in den jeweiligen Mitgliedsstaaten in nationales Gesetz umgewandelt werden.
- Die EG[66]-Verordnungen: Diese sind unmittelbar in den jeweiligen Mitgliedsstaaten verbindliches Recht.[67]

Über EudraLex können sämtliche Richtlinien und Verordnungen heruntergeladen und gelesen werden. Auch informiert hier der Gesetzgeber über neue Richtlinien und Verordnungen sowie die Überarbeitung bestehender Dokumente. Es besteht sogar die Möglichkeit in Form einer öffentlichen Konsultation Kommentare in den Gesetzesentwürfen zu hin-

64 Siehe Abkürzungsverzeichnis

65 Vgl. o.V. http://ec.europa.eu/health/documents/eudralex/index_en.htm, abgerufen am 07.06.2014.

66 Siehe Abkürzungsverzeichnis

67 Vgl. o.V. http://www.europa-digital.de/dschungelbuch/gesetzgebung/Typologie_des_EU_Rechts.shtml, abgerufen am 07.06.2014.

terlassen und so die Gesetzgebung mitzugestalten und zu beeinflussen.[68]

2.1.1 Die Richtlinie 2011/62/EU

Die Richtlinie 2011/62/EU des Europäischen Parlaments und des Rates vom 08. Juni 2011 stellt die Änderung der Richtlinie 2001/83/EG zur Schaffung eines Gemeinschaftskodexes für Humanarzneimittel dar. Mit ihr werden Maßnahmen zur Verhinderung des Eindringens gefälschter Medikamente in die legale Lieferkette definiert. Diese Richtlinie ist auch als Fälschungssicherheitsrichtlinie bekannt.

Durch Befolgung dieser Richtlinie sollen Vorkehrungen gegen die ständig wachsende Anzahl an Arzneimittelfälschungen, die durch das Internet oder sogar durch die legale Versorgungskette an Patienten geraten, getroffen werden. In Bezug auf diese Thematik verweist die Richtlinie auch auf die Zusammenarbeit mit der Weltgesundheitsorganisation und der Taskforce zur Bekämpfung von Medikamentenfälschung IMPACT (International Medical Products Anti-Counterfeiting Taskforce) hin.[69]

2.1.2 Die Richtlinie 2011/62/EU – Zielsetzung der EU-Kommission

In der Richtlinie 2011/62/EU wird erstmalig auf die Notwendigkeit der Definition von Arzneimittelfälschungen eingegangen. Diese wird nicht nur auf Fertigprodukte eingeschränkt, sondern es werden auch Ausgangsstoffe, Wirkstoffe und Hilfsstoffe berücksichtigt[70]. Das Vorwort geht auf die Gefahren von Arzneimittelfälschungen über das Internet, aber auch in der legalen Lieferkette und auf die Erfordernis der Anpassung und Aktualisierung der Vorrichtlinie 2001/83/EG ein.

Auch geht die Richtlinie auf die gestiegene Komplexität der Beschaffungskette von Arzneimitteln mit ihren vielen Akteuren ein und gibt vor, dass das Arzneimittelrecht auf all diese Akteure erweitert werden muss und nicht nur den Hersteller eines Medikamentes erfassen darf. Durch

---

68 Vgl. o.V. http://ec.europa.eu/health/documents/eudralex/vol-4/index_en.htm, abgerufen am 07.06.2014.

69 Vgl. Richtlinie 2011/62/EU des Europäischen Parlamentes und des Rates vom 08. Juni 2011 zur Änderung der Richtlinie 2001/83/EG zur Schaffung eines Gemeinschaftskodexes für Humanarzneimittel hinsichtlich der Verhinderung des Eindringens von gefälschten Arzneimitteln in die legale Lieferkette.

den Verweis auf die Gute Herstellungspraxis[71] und die Gute Vertriebspraxis[72] gibt die Richtlinie 2011/62/EU zu verstehen, dass die Sorgfalt und Qualität, die bei der Herstellung von Arzneimitteln walten gelassen wird, nicht nach der Produktion auf der Rampe eines Betriebes aufhören darf, sondern dass die Sicherstellung der Qualität über die gesamte Beschaffungskette bis zum Patienten gewährleistet sein muss.

Die Richtlinie 2011/62/EU verweist auf die nötigen Befugnisse und Bewilligungen für Tätigkeiten innerhalb der pharmazeutischen Lieferkette wie die Beschaffung, Lagerung, Auslieferung und den Export von Medikamenten. Die Tätigkeiten werden im Rahmen von regelmäßig stattfindenden Inspektionen auditiert und bei erfolgreicher Inspektion mittels Zertifizierung genehmigt. Für die Bestimmungen der Inspektionen soll es innerhalb der EU eine Harmonisierung geben, auch soll die EU eine Liste der geprüften Betriebe führen, die sich an die einschlägigen Rechtsvorschriften halten. Auch bei Verstößen seitens der auditierten Pharmaunternehmen soll das Prinzip der Transparenz gelten, d.h. Staaten wollen sich gegenseitig informieren und mittels strenger, regelmäßiger Kontrollen für die Einhaltung der einschlägigen Rechtsvorschriften sorgen.

Eine weitere, wichtige Zielsetzung der EU ist es, Aufklärungskampagnen durchzuführen und die Öffentlichkeit bei der Identifizierung legaler Onlineapotheken zu unterstützen. Hierfür beabsichtigt die Kommission die Erstellung eines gemeinsamen Logos, das als Qualitätssiegel fungieren soll.

Im nächsten Unterkapitel soll auf jene Verpflichtungen und Änderungen eingegangen werden, die sich für Pharmaunternehmen und Akteure innerhalb der pharmazeutischen Lieferkette ergeben.[73]

---

[71] Siehe Glossar

[72] Siehe Glossar

[73] Vgl. Richtlinie 2011/62/EU des Europäischen Parlamentes und des Rates vom 08. Juni 2011 zur Änderung der Richtlinie 2001/83/EG zur Schaffung eines Gemeinschaftskodexes für Humanarzneimittel hinsichtlich der Verhinderung des Eindringens von gefälschten Arzneimitteln in die legale Lieferkette.

2.1.3 Die Richtlinie 2011/62/EU – Bedeutung für pharmazeutische Betriebe und Teilnehmer der pharmazeutischen Lieferkette

Die hauptsächliche Änderung für pharmazeutische Betriebe, die sich aus der Richtlinie 2011/62/EU ergibt, betrifft das Einbauen von sogenannten Sicherheitsmerkmalen auf der Sekundärverpackung von Arzneimitteln. Zielsetzung dieser Sicherheitsmerkmale soll es sein:

- Die Echtheit eines Arzneimittels selbst im Fernabsatz überprüfen zu können.
- Die Identität auf Verkaufseinheitsebene verifizieren zu können (nicht mehr nur auf Chargenebene[74]).
- Den Nachweis von etwaigen Manipulationen ermöglichen zu können.
- Die Nachverfolgbarkeit von Medikamenten in Bezug auf Zeitpunkt, Name des Medikamentes, eingegangenen, vermittelten und gelieferten Mengen, Name und Anschrift von Lieferanten / Empfänger sowie Chargennummern muss über die gesamte Lieferkette hinweg gewährleistet sein.
- Dabei soll es klare und wirksame Sicherheitsschranken zum Schutze sensibler Geschäftsdaten geben.

In der Richtlinie 2011/62/EU wird festgelegt, dass grundsätzlich alle verschreibungspflichtigen Medikamente diesen Bestimmungen unterworfen werden sollen, während nicht verschreibungspflichtige Medikamente keine besonderen Sicherheitsmerkmale erhalten sollen. Da Sicherheitsmerkmale hohe Anpassungen im Herstellungsprozess erfordern, sollen Pharmabetriebe die Möglichkeit erhalten, risikobasierend zu entscheiden, ob ihre verpackten Arzneimittel mit Sicherheitsmerkmalen versehen werden sollen oder nicht, d.h. es kommt zu einer Berücksichtigung eines Kosten-Nutzen-Vergleichs für Sicherheitsmerkmale.

Nichtsdestotrotz wird die Kommission eine Liste derjenigen Arzneimittel erstellen, bei denen Sicherheitsmerkmale eingebaut werden müssen. Diese soll auf folgenden Charakteristika der Arzneimittel basieren:

[74] Siehe Glossar

- Preis und Absatzvolumen,
- Anzahl und Häufigkeit gemeldeter Arzneimittelfälschungen,
- Merkmale und Indikation des Medikamentes,
- Schweregrad der zu behandelnden Krankheit,
- mögliche Gefahren für die öffentliche Gesundheit.

Weiter ergeben sich für Pharmabetriebe, insbesondere für die Inhaber einer Herstellungserlaubnis, folgende Verpflichtungen:

- Haftung bei fehlerhaften Produkten liegt bei dem Inhaber einer Herstellungserlaubnis.
- Großhändler haben ihre Lieferanten auf Besitz einer gültigen Herstellungserlaubnis zu überprüfen.
- Bei Verdacht einer Arzneimittelfälschung muss dies umgehend der zuständigen Behörde gemeldet werden.
- Hersteller haben ihre Bezugsquellen von Wirk- und Hilfsstoffen zu überprüfen.
- Die Echtheit und Qualität bezogener Wirkstoffe sind zu überprüfen.
- Eine Liste sämtlicher durchgeführter Änderungen muss vorliegen (Änderungskontrolle)[75].

Die Richtlinie 2011/62/EU ist am 21.07.2011 in Kraft getreten. In nationales Recht in den jeweiligen Mitgliedsstaaten musste die Richtlinie bis zum 2. Januar 2013 eingegangen sein (anderthalbjährige Umsetzungsfrist). Einige Ausnahmen bestehen für gewisse Regelungen. Eine Implementierung seitens der Pharmafirmen wird bis 2017 erwartet.[76]

[75] Vgl. Richtlinie 2011/62/EU des Europäischen Parlamentes und des Rates vom 08. Juni 2011 zur Änderung der Richtlinie 2001/83/EG zur Schaffung eines Gemeinschaftskodexes für Humanarzneimittel hinsichtlich der Verhinderung des Eindringens von gefälschten Arzneimitteln in die legale Lieferkette.

[76] Vgl. Jung M. http://www.pharmazeutische-zeitung.de/index.php?id=38572, abgerufen am 08.06.2014.

Nachdem in diesem Kapitel intensiv auf die Richtlinie 2011/62/EU eingegangen wurde, soll im folgenden Kapitel die Umsetzung in deutsches Recht behandelt werden.

2.1.4 Umsetzung der Richtlinie 2011/62/EU in deutsches Recht

In diesem Kapitel soll die Umwandlung der Richtlinie 2011/62/EU in deutsches Recht behandelt werden.

Durch die Richtlinie 2011/62/EU ist die Änderung vieler Vorschriften des Arzneimittelgesetzes notwendig geworden. Grundsätzlich betreffen die nötigen Anpassungen folgende Thematiken innerhalb des Arzneimittelgesetzes in Deutschland:

- Das Risikomanagementsystem von Pharmabetrieben.
- Informationsbereitstellung durch Behörden für Pharmabetriebe und die Öffentlichkeit.
- Konkretisierung der Anforderungen an Hersteller, Großhändler und Vermittler von Fertigprodukten und Wirkstoffen.
- Erfassung von Arzneimittelbrokern (Vermittler).
- Sicherheitsmerkmale zur Identifizierung und Authentifizierung einzelner Arzneimittelverpackungen bei Medikamenten, die einer besonderen Fälschungsgefährdung unterstehen.

Zur Implementierung oben genannter Thematiken müssen unten genannte Gesetze und Verordnungen angepasst werden. Hierbei sollen die zu ändernden Gesetze und Verordnungen nur genannt werden, es soll nicht näher auf individuelle Anpassungen in den jeweiligen Gesetzen eingegangen werden.

- Artikel 1 und 2 Arzneimittelgesetz
- Artikel 3 Apothekengesetz
- Artikel 4 Betäubungsmittelgesetz
- Artikel 5 Heilmittelwerbegesetz
- Artikel 6 Bezeichnungsverordnung

- Artikel 7 Betriebsverordnung für Arzneimittelgroßhandelsbetriebe
- Artikel 8 Good Clinical Practice-Verordnung[77]
- Artikel 9 Arzneimittelgesetz-Anzeigeverordnung
- Artikel 10 Arzneimittel- und Wirkstoffherstellungsverordnung
- Artikel 11 Medizinproduktegesetz
- Artikel 12 Deutsches Institut für Medizinische Dokumentation und Information-Arzneimittelverordnung[78]

2.2 Weiterführende EU-Regularien mit dem Ziel der Vermeidung von Arzneimittelfälschungen

Neben der Richtlinie 2011/62/EU, die vordergründig auf Sicherheitsmerkmale von Sekundärverpackungen von Fertigprodukten abzielt, um Echtheit und Identifizierung auf Verpackungsebene zu ermöglichen und potentielle Manipulationen sichtbar zu machen, soll im Rahmen dieser Studie auf die weiterführende Richtlinie, die auf eine ganzheitliche, pharmagerechte Lieferkette abzielt, eingegangen werden: Die Gute Vertriebspraxis für Fertigprodukte.

2.2.1 Die Gute Vertriebspraxis für Fertigprodukte 2013/C 343/01

Bis 2012 bot nur die Weltgesundheitsorganisation WHO mit ihrem Annex 5 of WHO Technical Report Series, No. 957, 2010 Good Distribution Practices for pharmaceutical products eine umfassende Richtlinie mit Regeln und Verhaltensweisen zur korrekten Distribution von Fertigarzneimitteln. Augenmerk der Richtlinie ist vor allen Dingen die temperaturgeführte und produktgerechte Distribution von Fertigarzneimitteln.

Mit der WHO-GDP[79]-Richtlinie werden insbesondere folgende Thematiken geregelt:

- Organisation, Qualitätsmanagementsystem und Personal

---

[77] Siehe Glossar

[78] Vgl. Drucksache 17/9341 vom 18.04.2012 vom Deutschen Bundestag in der 17. Wahlperiode – Gesetzesentwurf der Bundesregierung.

[79] Siehe Abkürzungsverzeichnis

- Lagergebäude, Lagerhaltung sowie Fahrzeuge und Ausrüstung
- Erfordernisse während des Transportes von Arzneimitteln
- Kennzeichnung, Umpacken und Etikettierung
- Dokumentation, Reklamationen, Abweichungen, Änderungskontrolle
- Rückrufe, Retouren, Arbeit mit Unterauftragnehmern
- Audits und Selbstinspektion

Ein kurzes Kapitel ist auch den Arzneimittelfälschungen gewidmet, jedoch beschreibt es eher, was zu tun ist, wenn es zur Identifikation von Arzneimittelfälschungen gekommen ist, nicht wie Arzneimittelfälschungen vermieden werden können:

„19.1 Gefälschte Arzneimittel, die in der Lieferkette gefunden werden, müssen von den anderen Produkten getrennt aufbewahrt werden, um Verwechslungen zu vermeiden. Sie müssen klar als ‚nicht verkäuflich' gekennzeichnet werden und die Behörden und der Zulassungsinhaber müssen sofort über die Fälschung in Kenntnis gesetzt werden.

19.2 Der Verkauf und die Verteilung von Produkten, die unter Verdacht stehen, gefälscht zu sein, muss sofort unterbrochen werden und die Behörden müssen sofort informiert werden.

19.3 Bis zu dem Zeitpunkt, in dem nicht vollständig geklärt ist, ob es sich tatsächlich um gefälschte Produkte handelt, muss sichergestellt werden, dass diese nicht auf den Markt gelangen und dass sämtliche Entscheidungen dokumentiert werden."[80]

Von Seiten der EU-Kommission wurde im Jahr 2011 die Leitlinie für die gute Vertriebspraxis von Humanarzneimitteln von 1994 überarbeitet. Von Sommer 2011 bis Februar 2012 stand die überarbeitete Version der Öffentlichkeit über die Plattform EudraLex zur Kommentierung und Konsultierung bereit. Fast ein Jahr lang wurden die Kommentare in die Richtlinie eingebaut und die Leitlinie modifiziert, bis im März 2013 die Leitlinie 2013/ C68/01 herausgegeben wurde. Im November 2013 erschien die

[80] Vgl. WHO Technical Report Series, No. 957, 2010 Annex 5 Good Distribution Practices for pharmaceutical products.

neue Version 2013/C 343/01 mit einem Implementierungszeitraum von sechs Monaten. Eine separate Umsetzung dieser Richtlinie in die deutsche Gesetzgebung ist nicht notwendig, da die einschlägigen Gesetze bereits auf die Erfordernisse der Guten Vertriebspraxis verweisen.

Die Leitlinie 2013/C 343/01 stellt die Anforderungen an Großhändler, Hersteller und alle Beteiligten der pharmazeutischen Vertriebskette dar. Ein roter Faden, der sich durch die ganze Leitlinie zieht, ist der risikobasierende Ansatz[81]. Die Leitlinie verweist klar auf die Zielsetzung der Vermeidung von Arzneimittelfälschungen, dies z.B. über ein sehr umfangreiches Qualifizierungsprogramm von Lieferanten. Die Leitlinie 2013/C 343/01 soll die Lücken zwischen den GMP-Bereichen und den angrenzenden Bereichen schließen, die Qualität und Sorgfalt soll nicht mit der Herstellung eines Arzneimittels aufhören. Mittels untenstehender Tabelle 6 sollen die wichtigsten Kapitel 1 bis 9 kurz dargestellt werden und es soll beschrieben werden, welchen Bezug diese Punkte zur Vermeidung von Arzneimittelfälschungen haben.

[81] Mehr dazu in ICH Q9 guideline on quality risk management.

Kapitel	Die wichtigsten Inhalte	Bezug zur Vermeidung von Arzneimittelfälschungen
Kapitel 1: Qualitätsmanagementsystem	• Einhaltung der „Guten Vertriebspraxis“ bei Beschaffung, Bezug und Auslieferung von Arzneimitteln. • Definition von Managementverantwortung. • Überprüfung der Identität von Empfänger und Versender. • Zeitnahe Dokumentationserstellung • Nachverfolgung und Dokumentation von Abweichungen sowie Implementierung von korrigierenden und vorbeugenden Maßnahmen.	• Einhaltung eines harmonisierten Standards über die gesamte Lieferkette. • Identitätsprüfung von Empfänger und Versender zur Vermeidung der Infiltrierung von gefälschten Produkten in die legale Lieferkette. • Umfassendes Abweichungsmanagement zur Vermeidung von Fehlern und Ermöglichung der ständigen Verbesserung des Qualitätsmanagementsystems.
Kapitel 2: Personal	• Bereitstellung einer Person, die für die „Gute Vertriebspraxis“ von Arzneimitteln verantwortlich ist, die „Verantwortliche Person“. • Delegation von Aufgaben an Andere möglich, jedoch nicht der Verantwortung. • Jederzeit erreichbar sein. • Implementierung und Aufrechterhalten eines Qualitätsmanagementsystems. • Überprüfung von festgelegten Prozessen und der Qualität von Aufzeichnungen. • Verantwortung für Schulung von Mitarbeitern. • Koordination und Bearbeitung von Rückrufen. • Verantwortung für Abweichungsmanagement / Reklamationsmanagement.	• Verantwortliche Person als Person, die das Qualitätsmanagementsystem als Ganzes überblickt und Aufgaben delegiert, ohne die Verantwortung abgeben zu können. • Erreichbarkeit im Falle von Fälschungen, notwendigen Rückrufen und dergleichen. • Erstellung und Vereinbarung von Qualitätsvereinbarungen mit allen Kunden, Zulieferern und Dienstleistern. • Offiziell-Machen der legalen Lieferkette mit bekannten Partnern; Vereinbarung von Qualitätssicherungsvereinbarung zur genauen Abgrenzung von Pflichten und Verantwortlichkeiten. • Dem Fakt Rechnung tragen, dass die Lieferkette ein komplexes Gebilde mit vielen Teilnehmern ist.

	• Freigabe von Kunden und Lieferanten auf qualitativer Ebene über Qualitätssicherungsvereinbarungen sowie von ausgelagerten Dienstleistungen. • Durchführung und Nachhaltung von Selbstinspektionen. • Letzte Entscheidungsinstanz über den endgültigen Verbleib von retournierten, zurückgerufenen sowie gefälschten Arzneimitteln.	• Durchführung von Selbstinspektionen zur Ermittlung von möglichen Lücken und Abweichungen und zur Sicherstellung der ständigen Verbesserung des Qualitätsmanagementsystems. • Die verantwortliche Person fungiert als prüfende Instanz, wenn es darum geht, retournierte, zurückgerufene oder vermeintlich gefälschte Arzneimittel wieder zum Verkauf freizugeben oder der Vernichtung zuzuführen.
Kapitel 3: Gebäude und Ausrüstung	• Produktspezifische Ausstattung und Temperierung von Räumlichkeiten • Implementierung einer Quarantänezone für Produkte mit verschiedenen Status • Zutrittskontrollen • Schädlingsbekämpfung • getrennte Bereiche für Warenein- und -ausgänge • Dokumentation von Reinigungen • Qualifizierung von temperaturgeführten Lagern • Aufzeichnung von Temperaturen • Etablierung von Alarmen im Falle von Temperaturabweichungen • Kalibrierung von Temperaturfühlern • Notfallpläne im Falle von Temperaturabweichungen	• Sicherstellung, dass die Produktqualität über die gesamte Lieferkette erhalten bleibt. • Über Temperaturaufzeichnungsgeräte fallen Temperaturabweichungen auf, die hinterfragt werden können (ist das Produkt über die gesamte Zeit in der legalen Lieferkette verblieben? Gab es die Möglichkeit, das Produkt zu manipulieren?). • Quarantänezone zur räumlichen Trennung von vermeintlich gefälschten Produkten und guter Ware. • Zutrittskontrollen • Getrennte Warenein- und -ausgänge zur Kontrolle der Warenflüsse und Vermeidung von Fehlverladungen. • Zutrittskontrolle zur Sicherstellung, dass nur autorisierte Personen Zugriff zu den Produkten haben; Unterbindung von Manipulation und Einschleusen gefälschter Produkte in die legale Lieferkette

<table>
<tr><td>Kapitel 4: Dokumentation</td><td><ul><li>Die zu erstellende Dokumentation soll von allen Mitarbeitern verstanden werden.</li><li>Arbeit ausschließlich nach freigegebener, aktueller Dokumentation.</li></ul></td><td><ul><li>Sicherstellung, dass Anweisungen verstanden und befolgt werden.</li><li>Sicherstellung, dass Abweichungen vom Standard identifiziert werden können.</li></ul></td></tr>
<tr><td>Kapitel 5: Betrieb</td><td><ul><li>Überprüfung der Berechtigung von Versender und Empfänger (Erlaubnis des Handels mit Arzneimittel).</li><li>Verifizierung von Bezug und Abnahme von Arzneimitteln.</li><li>Separate Lagerung von Arzneimitteln.</li><li>Schutz von Arzneimitteln vor Einflüssen, die die Qualität beeinträchtigen könnten (Temperatur, Feuchtigkeit, Lichteinwirkungen).</li><li>Spezielle Lagerungs- und Sicherheitsmaßnahmen von pharmazeutischen Produkten sind zu beachten.</li><li>First-in-/First-out- bzw. First-Expiry-/First-out-Prinzip</li><li>Lagerung immer auf Paletten bzw. niemals direkt auf dem Boden.</li><li>Umgang von pharmazeutischen Produkten mit kurzer restlicher Haltbarkeitszeit.</li></ul></td><td><ul><li>Überprüfung der Berechtigungen, um sicherzustellen, dass Produkte nur an diejenigen Teilnehmer einer pharmazeutischen Lieferkette geliefert werden, die von den Behörden entsprechend bewilligt sind.</li><li>Vermeidung der Einschleusung von gefälschten Arzneimitteln; Kontrolle, dass z.B. Betäubungsmittel nicht in die falschen Hände geraten.</li></ul></td></tr>
<tr><td>Kapitel 6: Reklamationen, Retouren, Fälschungen</td><td><ul><li>Umgang mit Reklamationen, Rückrufen, Retouren und (potentiell) gefälschten Arzneimitteln als fixer Bestandteil jeder Großhandelstätigkeit von Arzneimitteln.</li><li>Umgang gegen den gewöhnlichen Warenfluss bedarf vordefinierter, freigegebener und schriftlich niedergeschriebener Verfahren.</li></ul></td><td><ul><li>Festlegung von Prozessen, damit bei Verdacht auf gefälschte Arzneimittel richtig reagiert wird und Patienten geschützt werden.</li><li>Korrekte Gewichtung und Behandlung von unterschiedlichen Reklamationsarten.</li><li>Durchführung jährlicher Rückrufsimulationen, um sicherzustellen, dass im Notfall die Kommunikation mit allen an der Lieferkette</li></ul></td></tr>
</table>

	• Klare Unterscheidung der Reklamationen aus Qualitätsgründen und Reklamationen in Bezug auf die Lieferung. • Benennung eines verantwortlichen Mitarbeiters, der Reklamationen bearbeitet, sowie Abstellmaßnahmen zur Korrektur und Prävention der Reklamation / Abweichung implementiert. • Umgang mit Retouren, die wieder in den freien Verkauf zurückkehren sollen. • Durchführung und Dokumentation von jährlichen Rückrufsimulationen.	Beteiligten reibungslos funktioniert, dass zurückzurufende Waren zuverlässig und schnell vom Markt genommen werden können und dass die Rückverfolgbarkeit von Produkten gewährleistet ist.
Kapitel 7: Ausgelagerte Aktivitäten	• Aktivitäten können ausgelagert werden, jedoch verbleibt die Verantwortung beim Auftraggeber. • Klärung Grenzbereich zwischen Tätigkeitsbereich von Großhändlern und Dienstleistern, die in irgendeiner Form an der pharmazeutischen Lieferkette beteiligt sind. • Sicherstellung der Eignung des unterbeauftragen Unternehmens (z.B. Reinigungsunternehmen, Transportdienstleister etc.) durch Fragebogen und physischen Vor-Ort-Audits. • Befolgung der „Guten Vertriebspraxis“ auch durch unterbeauftragte Unternehmen. • Vermeidung von Weitervergabe an Sub-Subunternehmer (bzw. nur nach Zustimmung des Unternehmens). • Einführung und Zeichnung von Qualitätssicherungsvereinbarungen mit allen Subunternehmern.	• Es wird der Tatsache Rechnung getragen, dass die pharmazeutische Lieferkette sehr komplex ist und dass viele Akteure daran beteiligt sind. • Tätigkeiten dürfen nur unter einer kontrollierten Umgebung ausgelagert werden, d.h. Verpflichtungen, die sich aus der „Guten Vertriebspraxis“ ergeben, müssen weitergegeben werden. • Auch Betriebe, an die Tätigkeiten ausgelagert worden sind, müssen Qualitätssicherungsvereinbarungen mit ihren jeweiligen Unterauftragnehmern vereinbaren. • Sicherstellung, dass alle Beteiligten nach denselben Standards arbeiten. • Begrenzung der Weitervergabe von Aufträgen, um sicherzustellen, dass alles unter kontrollierten Bedingungen stattfindet.

Kapitel 8: Selbstinspektion	• Zur Überwachung der Implementierung Befolgung der „Guten Vertriebspraxis“ müssen Selbstinspektionen regelmäßig durchgeführt werden; daraus resultierende Beobachtungen müssen mit korrigierenden und präventiven Maßnahmen abgearbeitet werden.	• Sicherstellung der ständigen Verbesserung des Prozesses als Gesamtes.
Kapitel 9: Transport	• Detaillierte Darlegungen zum Transport von Medikamenten. • Einhaltung der produktspezifischen Temperaturbedingungen während der Beförderung. • Nachweiserbringung, dass während der Beförderung die Arzneimittel keinen negativen Einflüssen ausgesetzt gewesen sind (z.B. zu hohe oder zu niedrige Temperaturen, Sonneneinstrahlung, unangemessene Luftfeuchtigkeit). • Proaktive Information sowie angemessenes Abweichungsmanagement bei Temperaturabweichungen. • Verpflichtung des Transportdienstleisters, nur angemessene Fahrzeuge einzusetzen (z.B. dedizierte Fahrzeuge, Fahrzeuge mit Aggregaten zur Kühlung bzw. Heizung, keine Verwendung von klassischen Plane-Spriegel-Fahrzeugen, Fahrzeuge mit dokumentiertem Reinigungsverfahren). • Möglichst direkte Transporte mit möglichst wenigen Umladungen in Umschlagslagern.	• Erstmalig wird dem Transport dieselbe Bedeutung beigemessen wie der Herstellung von Arzneimitteln, in dem erkannt wird, dass nicht pharmagerechte Transporte negativen Einfluss auf die Produkte haben können. • Es muss bewiesen werden, dass die Beförderung von Arzneimitteln produktgerecht durchgeführt wurde, daher ist es notwendig, qualifizierte Hausspediteure zu verwenden, mit denen entsprechende Qualitätssicherungsvereinbarungen unterzeichnet worden sind, damit die Anforderungen klar sind und die Transportkette unter Kontrolle gebracht werden kann. • Fahrer und Lagermitarbeiter sind genau genommen die wichtigsten Akteure in der pharmazeutischen Lieferkette, da dieses die Akteure sind, die den direkten Kontakt zum Produkt haben. • Forderung von polizeilichen Führungszeugnissen.

	• Risikobasierende Qualifizierung von temperaturgeführten Fahrzeugen und Transportrouten (z.B. mit Temperaturverteilungsstudien innerhalb des Aufliegers); dokumentierter Nachweis, dass Fahrzeuge Temperaturen auch bei extremen Wetterbedingungen einhalten können.	• Verbot von Weitervergabe von Transporten, damit die Produkte nicht durch unkontrollierte Parteien transportiert und manipuliert werden können.

Tabelle 7: Die neue EU-GDP-Guideline[82]

[82] Vgl. Spiggelkötter N., Die neue EU-GDP-Guideline, Pharm. Ind 75, Nr. 4 /2013, S. 667-671 mit eigener Darstellung.

Die Zusammenfassung der Guten Vertriebspraxis für Fertigprodukte sowie der Bezug zur Vermeidung des Gelangens von Arzneimittelfälschungen in die legale Transportkette hat gezeigt, dass enormer Wert auf die Einhaltung der hohen Qualitätsstandards gelegt wird, und zwar über die Produktion hinaus von der Lagerung bis zum Transport zur Erreichung des Patienten.

Nach diesem Brückenschlag in die Gute Vertriebspraxis, die neben der Bewahrung der Qualität von pharmazeutischen Produkten über die komplette Transportkette auch das Ziel der Vermeidung des Eindringens von gefälschten Arzneimitteln in die legale Lieferkette verfolgt, soll in Kapitel 3 auf die in der Richtlinie 2011/62/EU geforderten Sicherungsmaßnahmen für Verpackungen von Arzneimitteln eingegangen werden.

3 Sicherungsmaßnahmen – offen, verborgen und digital

Die Fälschungssicherheitsrichtlinie 2011/62/EU verweist auf verschiedene Sicherungsmaßnahmen, die Hersteller von Arzneimitteln auf der Sekundärverpackung von verschreibungspflichtigen Arzneimitteln anbringen müssen, und beschreibt die Notwendigkeit der Identifizierung von Arzneimitteln auf Verkaufseinheitsbasis. Dies sind die hauptsächlichen Pflichten für herstellende Pharmabetriebe, die sich aus der Fälschungssicherheitsrichtlinie ergeben. Die Richtlinie macht jedoch keine genaueren Angaben über die verschiedenen existierenden Sicherungsmaßnahmen. Dabei gibt es viele verschiedene offene, verborgene und digitale Sicherungsmaßnahmen. Von offenen Sicherungsmaßnahmen ist die Rede, wenn die Sicherungsmaßnahme mit bloßem Auge erkennbar ist. Man spricht von einer verborgenen Sicherungsmaßnahme, wenn es weiterer spezieller Geräte bedarf, um diese ausfindig zu machen. Digitale Sicherungsmaßnahmen bedienen sich scanbarer Codes. Dieses Kapitel soll die verschiedenen Sicherungsmaßnahmen vorstellen und miteinander vergleichen.

3.1 Offene Sicherungsmaßnahmen

Offene Sicherungsmaßnahmen sind mit bloßem Auge erkennbar. Aufgrund der relativ einfachen Reproduzierbarkeit von offenen Sicherungsmaßnahmen sollten diese immer mit einer oder mehreren Varianten der verborgenen Sicherungsmaßnahmen kombiniert werden. Das Unterkapitel 3.1.1. soll die in dem Norm-Entwurf DIN EN[83] 16679:2013-11 genannten offenen Sicherungsmaßnahmen, die vorrangig an Sekundärverpackungen vorgenommen werden können, vorstellen. Unterkapitel 3.1.2 stellt eine weitere offene Sicherungsmaßnahme vor: Die direkte Bedruckung der festen Arzneiformen wie Tabletten und Kapseln.

---

[83] Siehe Abkürzungsverzeichnis

3.1.1 Der Norm-Entwurf DIN EN 16679:2013-11 und die beschriebenen offenen Sicherungsmaßnahmen

Der Norm-Entwurf DIN EN 16679:2013-11 ist vom technischen Komitee CEN/TC[84] 261 „Verpackung“ erarbeitet und am 18.10.2013 herausgegeben worden. Der Norm-Entwurf hat zum Ziel, die in der Fälschungsschutzrichtlinie 2011/62/EU genannten Sicherheitsmerkmale näher zu erläutern. So soll die Umsetzung von Merkmalen zur Manipulationsidentifizierung an Arzneimittelverpackungen in der EU und dem Europäischen Wirtschaftsraum unterstützt werden. Der Norm-Entwurf liegt zurzeit noch der Öffentlichkeit zur Kontrolle und Kommentierung vor. Der Norm-Entwurf DIN EN 16679:2013-11[85] kennt neun verschiedene Hauptkategorien von offenen Sicherungsmerkmalen, die der Verifizierung von Manipulationen dienen. Dabei äußert der Norm-Entwurf unmissverständlich, dass die Sicherungsmaßnahmen sich in einer ständigen Weiterentwicklung befinden und erhebt keinen Anspruch auf Vollständigkeit aller Sicherungsmaßnahmen. Weitere mögliche Sicherungsmaßnahmen, die der Norm-Entwurf nicht beschreibt, sind in den folgenden Kapiteln beschrieben. Tabelle 7 bietet einen Überblick über alle Maßnahmen, die im Norm-Entwurf DIN EN 16679:2013-11 beschrieben sind.[86]

---

[84] Siehe Abkürzungsverzeichnis

[85] Die Norm ist zum März 2015 unter der ISO 16679:2015-03 finalisiert worden. Der im Weiteren diskutierte Norm-Entwurf wurde mittlerweile zurückgezogen.

[86] Vgl. Norm-Entwurf DIN EN 16679:2013-11, S. 1 ff.

Art des Sicherungsmerkmals	Beschreibung	Bilder zur Veranschaulichung
Laschen von Faltschachteln werden mit Klebstoff, einem Etikett oder mit einem Klebeband verschlossen.	Faltschachteln, für deren Verschluss Klebstoff, ein Etikett oder ein Klebeband verwendet wurde, können nur durch Zerschneiden oder Zerreißen desselben geöffnet werden. Durch das Öffnen der Lasche kommt es zu visuellen, nicht reversiblen Schäden der Laschen oder an anderen Teilen der Faltschachtel.	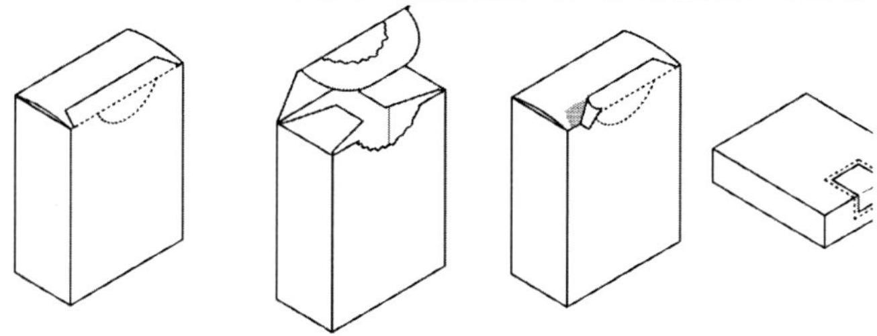 a) b) c) d) **Bild 1 — Beispiel für Laschen von Faltschachteln, mit Klebstoff verschlossen:** a) geschlossen = Originalzustand, b) geöffneter Zustand, c) Zustand, nach versuchtem Öffnen der Lasche, d) Beispiel für Laschen von Faltschachteln, die mit Etiketten oder Klebebändern verschlossen sind, in geschlossenem = Originalzustand

Faltschachteln mit speziellem Aufbau.	Faltschachteln haben einen speziellen Aufbau. Das Merkmal zur Überprüfung einer Manipulation wird dann wirksam, wenn der Hersteller die Laschen zum Verschluss der Faltschachtel einführt. Durch das Öffnen der Faltschachtel kommt es zu sichtbaren, nicht rückgängig machbaren Schäden an der Faltschachtel.	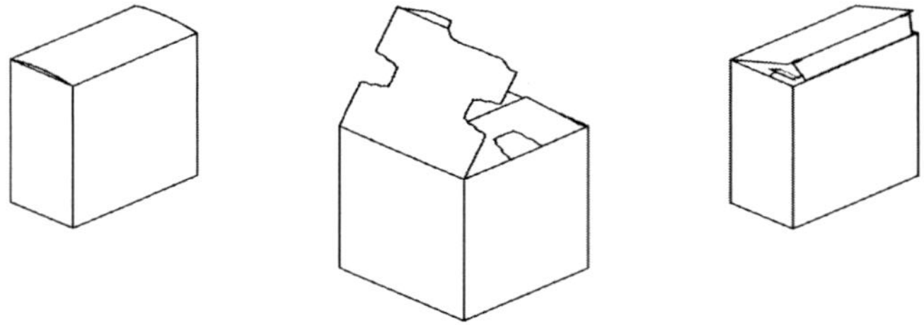 a) b) c) **Bild 2 — Beispiel für speziell aufgebaute Faltschachteln:** **a) geschlossen = Originalzustand, b) geöffneter Zustand,** **c) Zustand, bei dem das Wiederverschließen nach geöffnetem Zustand das erstmalige Öffnen anzeigt**
Siegeletiketten und Siegelbänder.	Etiketten oder Klebebänder dienen der Versiegelung der Faltschachtel und dienen der Sicherstellung der Unversehrtheit der Verpackung. Es gibt verschiedene Formen von Siegeln: • Faserabreißsiegel • Entwertungssiegel • Siegel mit Öffnungsstreifen/ Perforationen • Siegel aus leicht brechendem Material	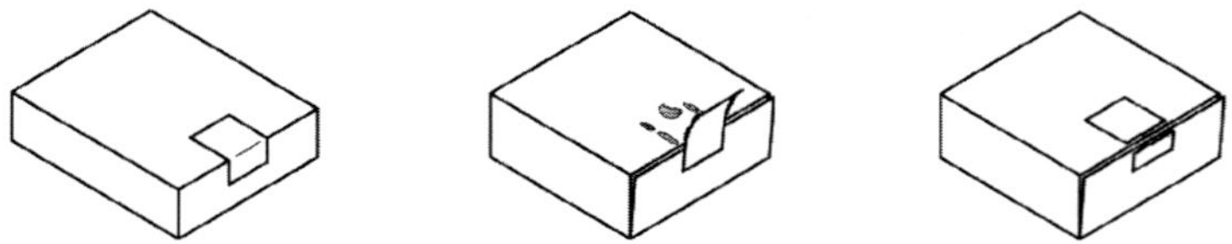 a) b) c) **Bild 3 — Beispiel für Siegeletiketten und -bänder:** **a) geschlossen = Originalzustand, b) geöffnet = abgerissener Zustand,** **c) geöffnet = zerschnittener Zustand**

<table>
<tr>
<td>Umhüllung der Sekundärverpackung mit einer Folie.</td>
<td>Die Produktverpackung oder Teile hiervon sind mit einer Folie umhüllt. Um an das Produkt zu kommen, muss die Folie zerrissen oder aufgebrochen werden. Auch ist ein Wiederverschluss der Folie nicht möglich. Hierbei ist es jedoch wichtig, entsprechend zu kennzeichnen, dass eine Umhüllung mit Folie Bestandteil der Verpackung ist.</td>
<td>
a) b)
Bild 4 — Beispiel einer Folienumhüllung:
a) geschlossen = Originalzustand, b) geöffneter Zustand</td>
</tr>
<tr>
<td>Manschetten.</td>
<td>Diese Sicherungsmaßnahme wird bevorzugt zur Kennzeichnung von Primärverpackungen verwendet
(z.B. Flaschen). Die Folie wird auf die gesamte Primärverpackung oder auf Teile hiervon geschrumpft. Zur Öffnung des Produktes muss die Manschette geöffnet oder aufgerissen werden und es ist nicht möglich, den ursprünglichen Zustand wiederherzustellen.</td>
<td>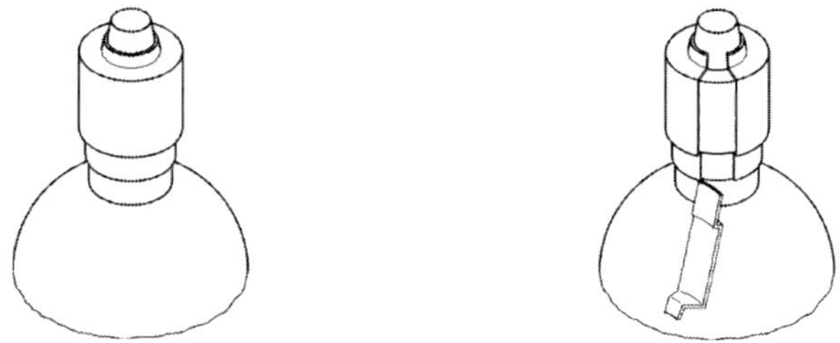
a) b)
Bild 5 — Beispiel einer um einen Flaschenverschluss geschrumpften Manschette:
a) geschlossen = Originalzustand, b) geöffneter Zustand</td>
</tr>
</table>

<table>
<tr>
<td>Bruchverschluss & Abreißverschluss</td>
<td>Der Verschluss der Produktverpackung besteht aus einem Abreiß- oder Bruchverschluss, der bei Öffnung zerbricht. Es ist nicht möglich, diese Öffnung wieder rückgängig zu machen und den Verschluss wieder in seinen Originalzustand zu bringen.</td>
<td>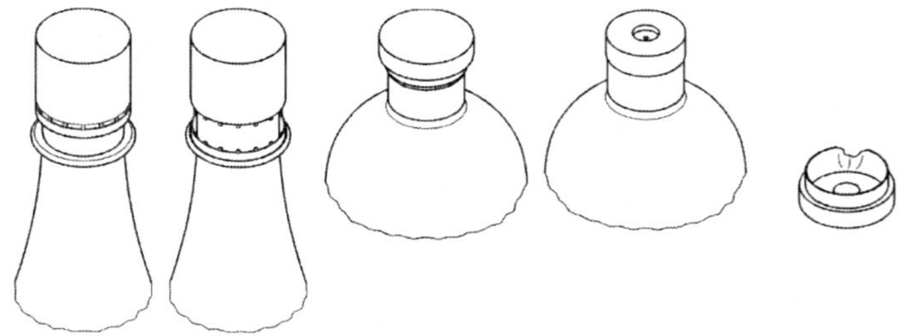
a) b) c) d)
Bild 6 — Beispiel eines Bruch- oder Abreißverschlusses:
a) und c) geschlossen = Originalzustand, b) und d) geöffneter Zustand</td>
</tr>
<tr>
<td>Blister-Sichtverpackung</td>
<td>Es besteht eine Blister-Sichtverpackung um den Blister. Erst durch Aufschneiden oder Aufbrechen dergleichen erhält man Zugang zum Produkt. Es ist nicht möglich, die Blister-Sichtverpackung zu öffnen, ohne dass sich dies visuell bemerkbar macht.</td>
<td>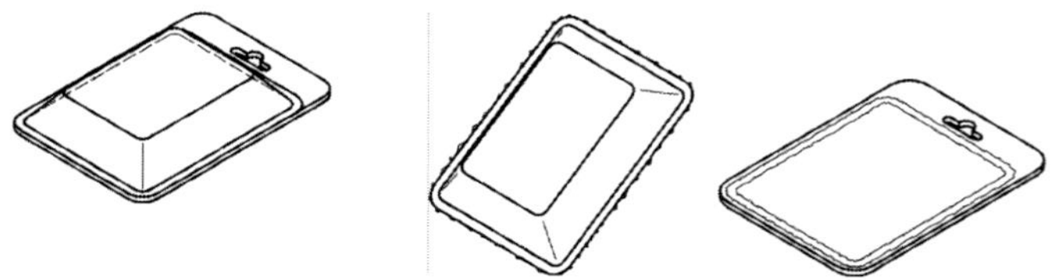
a) b)
Bild 7 — Beispiel einer Blister-Sichtverpackung:
a) geschlossen = Originalzustand, b) geöffneter Zustand</td>
</tr>
</table>

Flexible Verpackung.	Die Verpackung wird in einer Folie aus Kunststoff oder Aluminium oder einer Kombination aus beiden Stoffen versiegelt. Um an das Produkt zu gelangen, muss die flexible Verpackung aufgerissen oder aufgeschnitten werden. Es ist unmöglich, die Verpackung zu öffnen und wieder zu verschließen, ohne dass dies sichtbar ist.	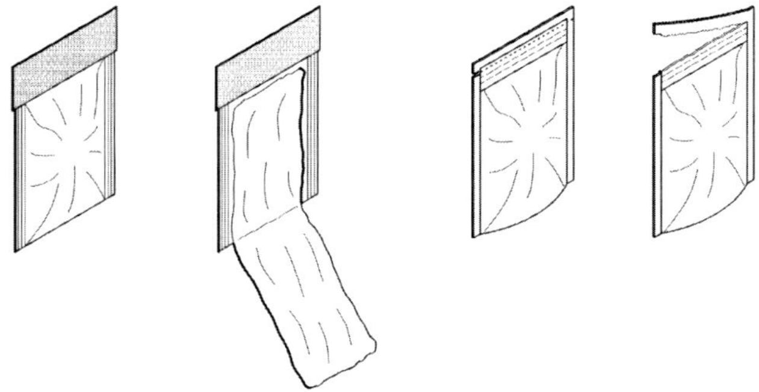 a) b) c) d) **Bild 8 — Beispiel einer flexiblen Verpackung:** a) und c) geschlossen = Originalzustand, b) und d) geöffneter Zustand

Behälter, die nach dem Blasen-Füllen-Schließen-Verfahren hergestellt sind.	Behälter, die nach dem Blasen-Füllen-Schließen-Verfahren hergestellt werden, werden in einem durchgehenden Prozess entsprechend gefüllt, geformt und versiegelt. Zum Gelangen an das Produkt muss der Behälter, der nach diesem Verfahren produziert wurde, durchgestochen oder aufgebrochen werden, was zu einer unumkehrbaren Beschädigung des Behälters führt.	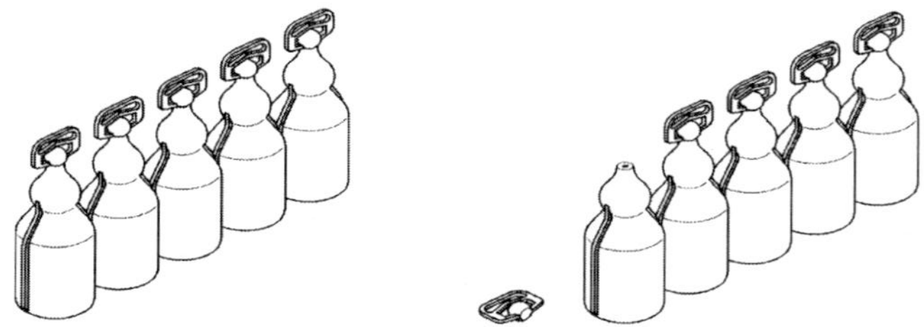 a) b) **Bild 9 — Beispiel für einen BFS-Behälter:** a) geschlossen = Originalzustand, b) geöffneter Zustand

Tabelle 8: Sicherungsmaßnahmen an Verpackungen gemäß Norm-Entwurf DIN EN ISO 16679:2013-11[87]

[87] Vgl. Sicherungsmaßnahmen an Verpackungen gemäß Norm-Entwurf DIN EN ISO 16679:2013-11, S. 7 ff.

Der Norm-Entwurf DIN EN ISO 16679:2013-11 hat viele Beispiele für offene Sicherungsmaßnahmen genannt. Jedoch gibt es noch eine weitere offene Sicherungsmaßnahme, die im Rahmen dieser Studie behandelt werden soll: Die Bedruckung von festen Arzneiformen.

3.1.2 Bedruckung von festen Arzneiformen

Was für die bekannten Schokoladenlinsen funktioniert, ist auch für sämtliche harte Produktformen von Arzneimitteln wie Tabletten und Kapseln möglich: Die direkte Bedruckung mit genießbarer Farbe ermöglicht die Kennzeichnung von Tabletten und Kapseln. Dabei können nicht nur Firmenlogos oder Produktnamen aufgedruckt werden. Jede einzelne Kapsel oder Tablette kann mit einer Variation an Texten, Daten, Buchstaben, Zahlen und sogar Strichcodes und Datamatrixcodes bedruckt werden. Durch dieses Verfahren wird jede Tablette bzw. Kapsel absolut einzigartig.[88] Die Bedruckung mit einem abscanbaren Code ermöglicht nicht nur die Identifikation auf Dosierungsebene, sondern sie ermöglicht es dem Personal in Kliniken und Krankenhäusern Verwechslungen zu vermeiden, in dem die jeweilige Kapsel bzw. Tablette vor der Vergabe abgescannt wird.

Bedruckte Tabletten und Kapseln bieten im Vergleich zu den unbedruckten Varianten folgende Vorteile:

- Schutz vor Produktfälschungen, da die Dosierungsform durch die Bedruckung einzigartig wird.
- Einschränkung von medizinischen Fehlern, indem die Tablette oder Kapsel eindeutig erkennbar ist, weil Firmenlogos und Namen aufgebracht sind.
- Bei abscanbaren Codes und Datamatrixcodes wäre eine hundertprozentige Sicherheit vor der Medikamentenvergabe gegeben.

---

[88] Vgl. Büttner, S. http://www.pharma-food.de/texte/anzeigen/817/Verpacken/Kennzeichnen/Tabletten-direkt-bedrucken/Wolke-Inks-Printers-GmbH, abgerufen am 24.06.2014

- Differenzierung des Produktes im Vergleich zu anderen Produkten anderer Hersteller[89].

Die Abbildungen 4 bis 6 zeigen mögliche Ausführungen dieser Technik:

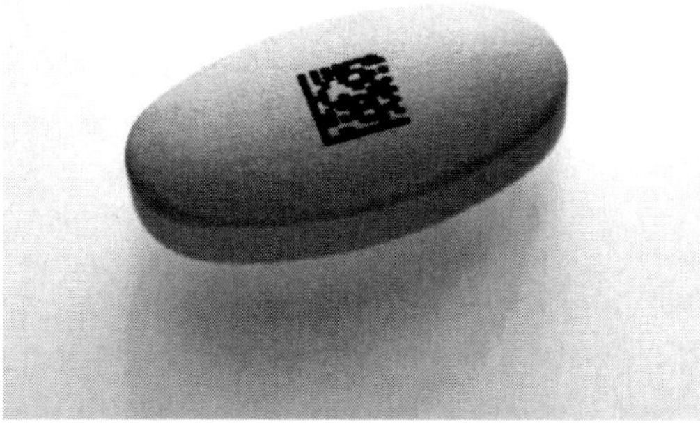

Abbildung 4: Tablette, die mit einem Datamatrixcode bedruckt wurde[90]

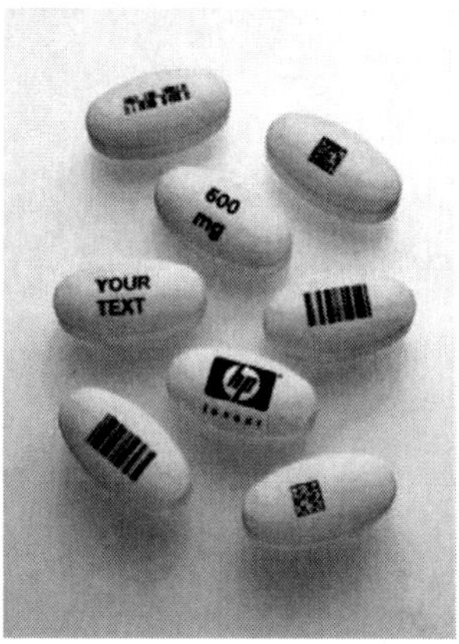

Abbildung 5: Variabel bedruckte Tabletten[91]

---

[89] Vgl. o.V. http://www.printinginternational.com/pad-printing-machinery/content-asp-Pag-32-pnav-%7C15%7C27%7C/Pharma:-Tabletten-.htm, abgerufen am 24.06.2014

[90] o.V. http://www.pharma-food.de/bildergalerien/anzeigen/38/1/text/817/Tabletten-direkt-bedrucken, abgerufen am 24.06.2014.

[91] http://www.prozesstechnik-online.de/chemie/-/article/5829525/15936239/Tabletten-und-Kapseln-direkt-bedrucken/art_co_INSTANCE_0000/maximized/, abgerufen am 24.06.2014.

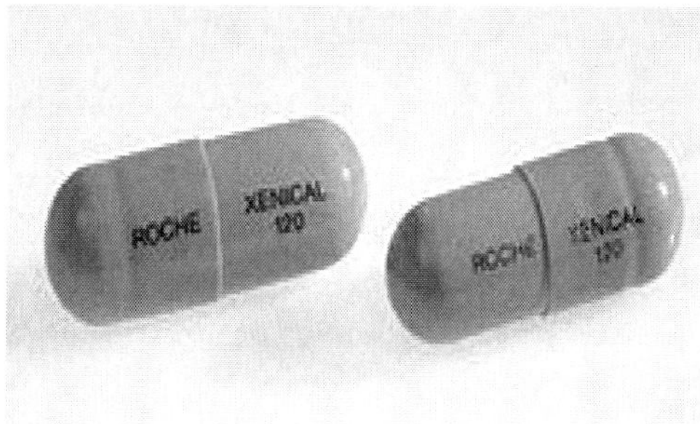

Abbildung 6: Durch die falsche Bedruckung dieser Kapsel konnte das gefälschte Arzneimittel identifiziert werden[92]

3.1.3 Weitere offene Sicherungsmerkmale

Neben den bereits genannten offenen Sicherungsmerkmalen gibt es noch weitere Sicherungsmerkmale, die mit bloßem Auge erkennbar sind und auf Verpackungen von pharmazeutischen Produkten Anwendung finden:

Hologramme: Hologramme bieten eine schnelle Identifizierbarkeit und Unterscheidung zwischen Plagiat und Original, außerdem sind sie weit verbreitet. Ihre Unverwechselbarkeit ergibt sich über optisch veränderliche Sicherungsmerkmale, die durch beugungsoptische Strukturen in den Folienschichten erzeugt werden. Aufgrund ihrer Variabilität bieten sie Herstellern einen großen Gestaltungsspielraum. Es gibt verschiedene Varianten von Hologrammen:

- Kombinationen aus 2D und 3D[93] mit perspektivischer Wirkung und raumrealistischen 3D-Hologrammen.
- Versionen, bei denen ein 3D-Gebilde vor einem 2D-Hintergrund dargestellt wird.

---

92 http://www.google.de/imgres?imgurl=http%3A%2F%2Fwww.pharmasuisse.org%2FPublishingImages%2FKampagnen%2Fstop-piracy_kapseln.JPG&imgrefurl=http%3A%2F%2Fwww.pharmasuisse.org%2Fde%2Fdienstleistungen%2Fkampagnen%2FSeiten%2FStop-Piracy.aspx&h=104&w=240&tbnid=G_JOil_t3RPWhM%3A&zoom=1&docid=I2U9xwRG0CfLwM&ei=h9WpU4vwCcPhywONgIHQDA&tbm=isch&iact=rc&uact=3&dur=408&page=2&start=18&ndsp=22&ved=0CHYQrQMwGg, abgerufen am 24.06.2014.

93 Siehe Abkürzungsverzeichnis

- Hologramme mit sehr farbstarker Lichtbrechung.
- Hologramme, bei denen je nach Betrachtungswinkel verschiedene Motive erscheinen.
- Selbstklebende Hologramme können mit der besonderen Eigenschaft des Selbstzerstörungseffekts versehen sein. Dabei zerstört sich das Hologramm beim Abziehen selbst und somit wird eine Manipulation sichtbar.

Um einen besonders hohen Schutz vor Nachahmungen zu erlangen, muss ein Hologramm möglichst komplex in der Gestaltung sein. Angehängte Informationen schaffen die Voraussetzung für eine vertrauenswürdige Überprüfung der Originalität für Patienten und Pharmazeuten. [94]

Abbildung 7 zeigt ein Beispiel für die Nutzung von Hologrammen als Siegel auf einer pharmazeutischen Verpackung:

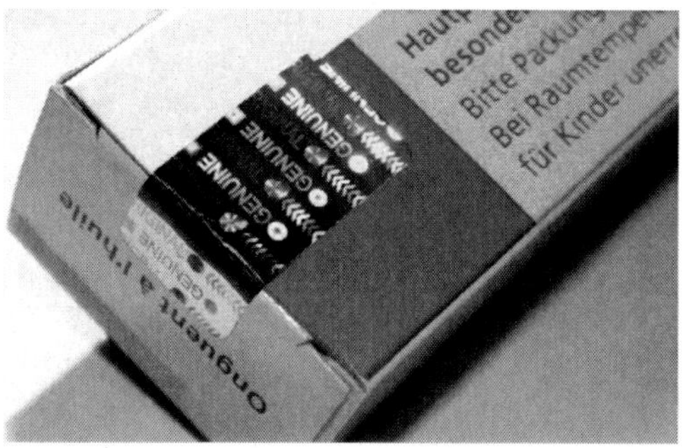

Abbildung 7: Hologramme als Siegel auf einer pharmazeutischen Verpackung[95]

Kippfarben: Bei Kippfarben verändert sich die Farbe je nach Betrachtungswinkel eines Etiketts. Dieser Effekt wird über spezielle Farben aus dem Sicherheitsdruck erzielt. Über spezielle Zusammensetzungen von

[94] Vgl. Völcker, T., Fälschungsschutztechnologien für Arzneimittel, Pharm. Ind 76, Nr. 1/2014, S. 62-68.

[95] o.V. http://swiss-holographic-solutions.ch/anwendungsbeispiele/, abgerufen am 24.06.2014.

Farben können Kippfarben bewerkstelligt werden, die spezieller Filter von Lesegeräten bedürfen, um identifiziert werden zu können.[96]

Untenstehende Abbildung 8 zeigt ein Beispiel für Kippfarben. Je nach Betrachtungswinkel ergibt sich ein changierender Farbeindruck:

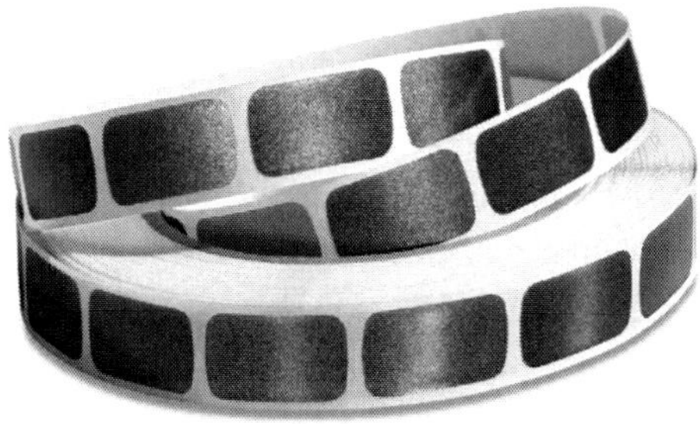

Abbildung 8: Kippfarben[97]

Thermoreaktive Farben: Werden gewisse Temperaturen überschritten, reagieren thermoreaktive Farben mit einem Durchsichtigwerden der Farbe. Es erscheinen ursprünglich verborgene Merkmale wie beispielsweise ein Warnhinweis. Thermoreaktive Farben können Manipulationen durch Reibung anzeigen und eignen sich auch für die Verifizierung von möglichen Temperaturabweichungen während der Lagerung und der Beförderung.[98]

Nachdem in diesem Unterkapitel einschlägig auf die offenen Sicherungsmerkmale zur Identifizierung und Vermeidung von Arzneimittelfälschungen eingegangen wurde, soll im nächsten Unterkapitel auf die verborgenen Sicherungsmerkmale eingegangen werden, denn nur eine Kombination aus den zuvor genannten offenen, den verborgenen und digitalen Sicherungsmerkmalen stellt einen effektiven Schutz der Patienten vor Arzneimittelfälschungen dar.

[96] Vgl. Völcker, T., Fälschungsschutztechnologien für Arzneimittel, Pharm. Ind 76, Nr. 1/2014, S. 62-68.

[97] o.V. http://graphics.kodak.de/KodakGCG/uploadedImages/ROLL900.jpg, abgerufen am 24.06.2014.

[98] Vgl. Völcker, T., Fälschungsschutztechnologien für Arzneimittel, Pharm. Ind 76, Nr. 1/2014, S. 62-68.

3.1.4 Verborgene Sicherungsmerkmale

Verborgene Sicherungsmerkmale auf Verpackungen sind für Arzneimittelfälscher schwieriger nachzuahmen, da für ihren Einbau in Arzneimittelverpackungen Technologien aus dem Hochsicherheitsdruck zur Anwendung kommen. Muss im Rahmen einer Echtheitsprüfung eines Arzneimittels die Authentizität bewiesen werden (z.B. bei Prüfung von Zollanfragen, der Arzneimittelsicherheit oder im Rahmen von Beanstandungen) werden spezielle Methoden verwendet, die die Echtheit des Produktes eindeutig beweisen können und die nicht oder nur mit vermehrtem Aufwand kopiert werden können[99]. Auch bei den verborgenen Sicherungsmerkmalen von Arzneimittelverpackungen gibt es verschiedene Varianten, die in diesem Kapitel vorgestellt werden sollen.

Taggants: Taggants sind Spezialpigmente, die geruchs- und farbneutral sind und die jeder Druckfarbe unbemerkt beigemischt werden können. So werden diese Spezialpigmente auf Verpackungen mitaufgedruckt und werden erst im Rahmen einer Echtheitskontrolle mittels speziellen Scannern sichtbar. Dabei beeinflussen Taggants unter keinen Umständen die Gestaltung der bereits existierenden Verpackung oder Ausstattung des Produktes.[100]

Magnetisch codierte Fäden: Eine automatische Prüfung der Echtheit, die keiner Berührung bedarf, ist durch haarfeine codierte Fäden möglich. Diese Fäden setzen sich aus einem metallischen Legierungsgemisch zusammen und sind von einem Glasmantel eingefasst. Auch hier ist die Prüfung der Echtheit einer Arzneimittelverpackung nur mit einem entsprechenden Lesegerät oder Sensor machbar. Es wird ein Magnetfeld hergestellt, über das die magnetischen Charakteristika des Fadens ausgelesen werden können und die Authentizität des Produktes nachgeprüft werden kann. Dabei sind die magnetischen Eigenschaften des Fadens über die jeweilige Variation von Legierung, Dicke und Länge spezifisch anpassbar. Sogar die Legierungsgemische selbst können individuell produziert und so von Dritten nicht kopiert werden.

---

[99] Vgl. Völcker, T., Fälschungsschutztechnologien für Arzneimittel, Pharm. Ind 76, Nr. 1/2014, S. 62-68.

[100] Vgl. Völcker T., Fälschungsschutztechnologien für Arzneimittel, Pharm. Ind 76, Nr. 1/2014, S. 62-68

Synthetischer DNA-Sicherheitsdruck: Einen erhöhten Schutz vor Fälschungen bietet ein synthetischer DNA[101]-Sicherheitsdruck. Individuelle DNA-Moleküle, die durch molekularbiologische Analysen eindeutig bestimmt werden können, machen diese Art von Sicherheitsdruck aus. Dabei wird die genetische Unterschrift auf das gewöhnliche Druckmotiv unbemerkt miteingefügt. Die Authentizität einer Arzneimittelverpackung ist durch die Vielzahl der Variationen der synthetischen Doppelhelixstruktur der Desoxyribonukleinsäure DNS (englisch: DNA) fraglos zu bestimmen. Eine Trillion Variationsmöglichkeiten der vier Basen Guanin, Cytosin, Thymin und Adenin bietet bereits ein kleiner DNA-Einzelstrang mit ca. 20 Basen. Die heimliche Kennzeichnung mit der DNA-Variante gilt als gerichtsfest.[102]

Nach diesem Überblick der verborgenen Sicherungsmerkmalen, die in Kombination mit den offenen Sicherungsmerkmalen bereits einen hohen Schutz vor Fälschungen von Arzneimitteln und ihren Verpackungen bieten, soll im folgenden Kapitel auf die letzte Gruppe der Sicherungsmerkmale eingegangen werden, die digitalen Sicherungsmerkmale. Auch diese Sicherungsmerkmale bedürfen der Kombination mit anderen Sicherungsmerkmalen, um einen hohen Fälschungsschutz bieten zu können.

3.1.5 Digitale Sicherungsmerkmale

Digitale Sicherungsmerkmale bedienen sich hoch verschlüsselter und computergenerierter Codierungen in Form von Klarschriftnummern, 2D-Datamatrix-Codes oder spezifischer Rauschmuster. Die Identifizierung eines Originalarzneimittels erfolgt über die Nutzung des Internets oder mobiler Endgeräte. Das Versehen einer Faltschachtel mit Nummern oder Codierungen allein bietet an sich noch keinen Fälschungsschutz. Erst in Verbindung mit anderen Sicherungsmerkmalen ist ein Schutz gegen illegale Reproduktion von Arzneimitteln gegeben. Kopierschutzmuster können einen zweifelsfreien Nachweis der Authentizität bieten, da diese mit einem hoch aufgelösten, wolkenartigen Druckbild arbeiten. Die Details dieses Druckbilds sind mit bloßem Auge nicht sichtbar. Bei der Reproduktion eines Kopierschutzmusters kommt es aus technischen Gründen

[101] Siehe Abkürzungsverzeichnis
[102] Vgl. Völcker, T., Fälschungsschutztechnologien für Arzneimittel, Pharm. Ind 76, Nr. 1/2014, S. 62-68.

zum Verlust an Genauigkeit und optischen Details. Das originale Kopierschutzmuster entstammt direkt einer hoch aufgelösten Datei, während Nachahmungen einer gesetzeswidrigen Kopie auf einem bereits gedruckten Abbild entstammen. Dabei entstehende Differenzen können mittels eines Scanners und entsprechender Software erkannt werden. Sicherheitstechnologie ermöglicht in Kombination mit weiteren Sicherungsmerkmalen die fälschungssichere Markierung von Etiketten und Verpackungen. Interessierte Parteien wie Produzenten, Händler und sogar Konsumenten können die Identität eines Arzneimittels verlässlich nachprüfen.[103]

Das nachfolgende Kapitel wird sich der Serialisierung von Arzneimitteln durch Nutzung der Datamatrixcodes widmen.

3.1.6 Die Serialisierung von Arzneimitteln über Datamatrixcodes – das European Stakeholder Model

Der Europäische Verband der pharmazeutischen Industrie EFPIA (European Federation of Pharmaceutical Industries and Associations) hat 2010 im Rahmen einer Pilotphase das European Stakeholder Model vorgestellt. Ziel des European Stakeholder Models ist ein Verifizierungssystem, das die Echtheitsüberprüfung jeder einzelnen Verkaufseinheit an den jeweiligen Ausgabepunkten innerhalb der pharmazeutischen Lieferkette beinhaltet.

Der Denkansatz des European Stakeholder Models basiert auf dem Prinzip eines europaweiten harmonisierten Serialisierungssystems, das sich auf die Nutzung von 2D-Datamatrixcodes stützt.

Dabei soll die Generierung und Applizierung der international erkennbaren 2D-Datamatrixcodes durch die Hersteller des Arzneimittels erfolgen. Die Authentifizierung des Codes soll an jedem einzelnen Ausgabepunkt der pharmazeutischen Lieferkette über Scans durchgeführt werden können. So sollen Produkte, die mit nicht registrierten Codes versehen sind, aus der legalen Lieferkette entfernt und der Patient vor Schäden bewahrt werden.

[103] Vgl. Völcker T., Fälschungsschutztechnologien für Arzneimittel, Pharm. Ind 76, Nr. 1/2014, S. 62-68.

Jeder 2D-Datamatrixcode soll folgende Informationen enthalten:

- Eindeutig identifizierbare Produktnummer,
- eindeutig identifizierbare Chargennummer,
- das Verfallsdatum des Arzneimittels,
- eine zufällig vergebene Serialisierungsnummer pro Verkaufseinheit[104].

Abbildung 9 zeigt, wie ein 2D-Datamatrixcode aussieht und welche Informationen enthalten sein können:

Product #: (01)09876543210982
Batch: (10)A1C2E3G4I5
Expiry: (17)140531
S/N: (21)12345AZRQF1234567890

Abbildung 9: Beispiel eines 2D-Datamatrixcodes [105]

Damit das European Stakeholder Model funktionieren kann, müssen alle Produkte folgende Meilensteine durchlaufen:

- Der Hersteller eines Arzneimittels versieht jede Sekundärverpackung seines Produktes mit einem einzigartigen, maschinenlesbaren 2D-Datamatrixcode. Die Inhalte des 2D-Datamatrixcodes werden an eine Datenbank gesendet, bevor das Produkt seine Marktfreigabe erhält.
- Der Großhändler verifiziert jede Verkaufseinheit, bevor das Arzneimittel in die Feindistribution gelangt.
- Der Apotheker verifiziert jede Verkaufseinheit bei der Ausgabe an den Patienten.

Die Überwachung des European Stakeholder Models wird durch die European Medicines Verification Organisation (EMVO), eine Organisation, die nicht auf Gewinn ausgerichtet ist, durchgeführt. Aufgabe des EMVO

---

[104] Vgl. o.V. http://www.esm-system.eu/about-us/what-we-do.html, abgerufen am 29.06.2014

[105] Vgl. o.V. http://www.esm-system.eu/about-us/what-we-do.html, abgerufen am 29.06.2014.

ist die Überwachung der Europäischen Datenbank, die mit allen europäischen Systemen verbunden ist. Die Europäische Datenbank soll auch als zentrale Stelle genutzt werden, von der aus Produktrückrufe platziert werden sollen. Dabei soll das European Stakeholder Model weder persönliche noch patientenbezogene Daten generieren oder speichern.[106]

Das European Stakeholder Model ist eine Kooperation von verschiedenen Organisationen[107], die an der pharmazeutischen Lieferkette teilnehmen. Dabei haben sich die verschiedenen Verbände zusammengeschlossen, um ein sicheres und kostengünstiges europaweites Verifizierungssystem ins Leben zu rufen, das Arzneimittelfälschungen unterbinden und die Patientensicherheit gewährleisten soll.

Seit 2010 arbeitet das European Stakeholder Model an der Entwicklung und Testung des beschriebenen Systems zur Verifizierung von serialisierten Verkaufseinheiten an sämtlichen Schnittstellen der pharmazeutischen Lieferkette. Die ersten Tests wurden in einem erfolgreichen Pilotprojekt in Schweden von September 2009 bis Februar 2010 durchgeführt.

Das European Stakeholder Model begrüßt die Fälschungssicherheitsrichtlinie 2011/62/EU und möchte das Modell dahingehend vorantreiben, dass es seit 2013 auch in Deutschland unter der securPharm-Initiative getestet wird.[108]

---

[106] Vgl. o.V. http://www.esm-system.eu/about-us/what-we-do.html, abgerufen am 29.06.2014.

[107] Diese Organisationen sind:
- The European Association of Euro-Pharmaceutical Companies – Verband des europäischen Parallelhandels
- The European Federation of Pharmaceutical Industries and Associations – europäischer Dachverband nationaler Verbände der forschenden Pharmaunternehmen
- The European Association of Pharmaceutical Full-line Wholesalers – Dachorganisation der Pharmavollgrossisten
- The Pharmaceutical Group of the European Union – Apothekerzusammenschluss in der Europäischen Union

[108] Vgl. o.V. http://www.esm-system.eu/about-us/esm-partners.html, abgerufen am 29.06.2014.

3.1.7 Die Serialisierung von Arzneimitteln über Datamatrixcodes – die deutsche securPharm-Initiative

Ziel der securPharm-Initiative ist es zu demonstrieren, dass die Bestimmungen zur Vermeidung von Arzneimittelfälschungen sowohl effizient als auch praxisnah implementiert werden können, ohne dass herstellenden Unternehmen oder Apotheken zu viel Aufwand zugemutet wird.

An der Initiative beteiligen sich die folgenden Verbände:

- ABDA (Bundesvereinigung Deutscher Apothekerverbände)
- BAH (Bundesverband der Arzneimittel-Hersteller)
- BPI (Bundesverband der pharmazeutischen Industrie)
- PHAGRO (Bundesverband des pharmazeutischen Großhandels)
- Vfa (Verband forschender Arzneimittelhersteller)

Dabei wird das im Vorkapitel beschriebene European Stakeholder Model umgesetzt.

Die Durchführung der securPharm-Initiative findet unter reellen Bedingungen des deutschen Marktes für Medikamente statt. Aufgrund des Erfolgs des Projektes und positivem Anklang bei den betroffenen Herstellerverbänden, Großhändlern und Apothekern wurde entschieden, die Phase der technischen Erprobung mit mehr Teilnehmern auszuweiten und zu prolongieren. Daran wird die Phase des regulären Betriebes anknüpfen, bei der die Funktionalität des Systems unter reellen Voraussetzungen getestet wird. Zielsetzung bis 2017 ist die Einbindung aller involvierten Marktteilnehmer sowie der Transfer in den gesetzlich verpflichtenden Betrieb. Dabei sollen die Verkaufseinheiten mit maschinenlesbaren Markierungen gekennzeichnet werden, die folgende Datenelemente beinhalten:

- Produktnummer,
- Chargennummer,
- Verfallsdatum,
- Seriennummer.

Die Daten sollen in Form eines Datamatrixcodes nach ISO/IEC 16022 dargestellt werden. Zielsetzung ist eine globale, unverwechselbare digitale Lesbarkeit dieser Datenelemente und die Schaffung der technischen Bedingungen für die Implementierung der EU-Richtlinie zum Schutz gegen Arzneimittelfälschungen.

Basis für die Codierungsregeln ist die seit langem verwendete Pharmazentralnummer PZN (international Pharmacy Product Number PPN oder National Trade Item Number NTIN), die global als eindeutige Produktnummer genutzt wird.

Im Verpackungsprozess kennzeichnet der pharmazeutische Hersteller jede einzelne Verkaufseinheit eines Medikamentes mit einer spezifischen Seriennummer, die zusammen mit der Pharmazentralnummer über die PPN oder NTIN, der Chargennummer und dem Verfallsdatum in Form eines 2D-Datamatrixcodes aufgedruckt wird. Diese Daten werden danach in einer zentralen Datenbank der pharmazeutischen Unternehmen hochgeladen. Die Informationsstelle für Arzneimittelspezialitäten IFA kennzeichnet gleichzeitig all diejenigen Medikamente, die bereits mit Sicherheitsmerkmalen versehen sind und von Apothekern authentifiziert werden können. Auch nachträgliche Meldungen von den Herstellern, z.B. in Bezug auf einen Arzneimittelrückruf, können hochgeladen werden. Beim Scannen erhält der abgebende Apothekenmitarbeiter Informationen zur Echtheit und zu Besonderheiten des Produkts (z.B. eingeleiteter Rückruf)[109].

Abbildung 10 zeigt eine beispielhafte Serialisierung einer Verpackung:

Abbildung 10: Beispielhaft serialisierte Verpackung der securPharm[110]

[109] Vgl. o.V. http://www.securpharm.de/securpharm-initiative/statusbericht.html, abgerufen am 29.06.2014.

[110] o.V. http://www.securpharm.de/securpharm-initiative/statusbericht.html, abgerufen am 29.06.2014.

Abbildung 11 stellt graphisch die Informationsflüsse dar, die im Rahmen der securPharm-Initiative unter realistischen Bedingungen erprobt werden sollen:

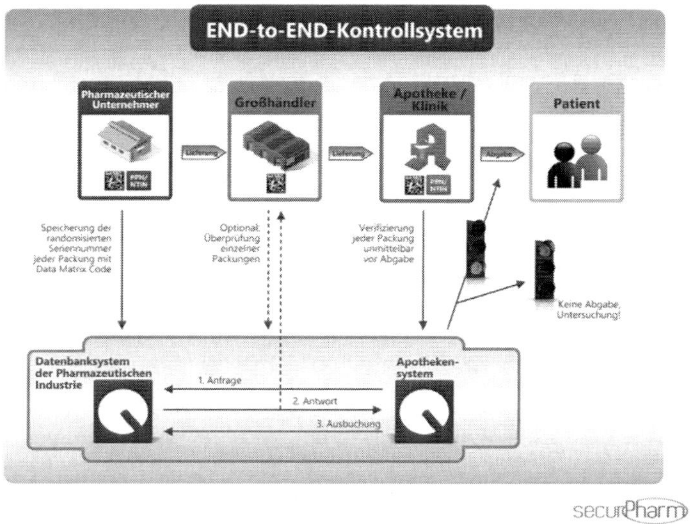

Abbildung 11: End-to-End-Kontrollsystem der securPharm[111]

3.2 Vergleich der Fälschungsschutztechnologien

Untenstehende Tabelle 9 dient der Gegenüberstellung der verschiedenen Fälschungsschutztechnologien in Bezug auf ihre verschiedenen Eigenschaften und dient gleichzeitig als kurze Zusammenfassung dieses Kapitels.

[111] o.V. http://www.securpharm.de/securpharm-initiative/statusbericht.html, abgerufen am 29.06.2014.

	Offene Sicherheitsmerkmale	Verborgene Sicherheitsmerkmale	Digitale Sicherheitsmerkmale
Prüfaufwand	Gering	Spezielle Lesegeräte notwendig	Standard-Lesegerät notwendig
Besonders sichere Prüfung („Gerichtsfest")	Eingeschränkt	Eingeschränkt	Gerichtsfest
FDA/BgVV-Registrierungsbedarf	In der Regel anzeigepflichtig	In der Regel nicht registrierungspflichtig	In der Regel nicht registrierungspflichtig
Qualitätsprüfung in Serienfertigung	Automatische Prüfbarkeit eingeschränkt	Mit speziellen Lesegeräten eingeschränkt automatisch prüfbar	Vollautomatisch prüfbar
Technisches Fälschungsschutzniveau	Tendenziell besteht Nachahmungsgefahr; Kombination mit anderen Sicherheitsmerkmalen notwendig	Sehr unterschiedliche Technologieniveaus	Hohe Technologiehürden
Aufwand der Fertigungsintegration	Hoch	Niedrig	Mittel
Kosten pro Merkmal	Relativ hoch	Mittel	Sehr gering
Individueller Gestaltungsspielraum	Hoch	Mittel	Gering
Referenzierung mit Serialisierung	Optimal	Gut	Optimal
Investitionsbedarf in Hardware	Nicht nötig, Geräte wie Lupe oder Mikroskop reichen aus	Spezielle Lesegeräte zwischen 50 und 1.500 Euro	Smartphones oder 2D-Barcode-Lesegeräte 250 bis 800 Euro
Alleinstellungsmerkmal	Hoch	Mittel	Hoch
Maschinenlesbarer Dateninhalt	Ggfs. nachträgliche Nummerierung	Ggfs. verborgene Nummerierung	Vielfältige Ausbaustufen (verschlüsselte Auftragsnummer etc.)

Tabelle 9: Fälschungsschutztechnologien für Arzneimittel[112]

[112] Vgl. Völcker, T., Fälschungsschutztechnologien für Arzneimittel, Pharm. Ind 76, Nr. 1/2014, S. 62-68.

4 Die Umsetzung der Fälschungssicherheitsrichtlinie 2011/62/EU

4.1 Der risikobasierte Ansatz

Kapitel 3 hat gezeigt, dass es viele verschiedene sichtbare, unsichtbar und digitale Lösungen zur Erfüllung der Fälschungssicherheitsrichtlinie gibt.

Im Rahmen der Umsetzung der Fälschungssicherheitsrichtlinie 2011/62/ EU muss sich jeder Pharmahersteller für diejenige Kombination aus offenen, verborgenen und digitalen Sicherungsmaßnahmen entscheiden, die am besten zu seiner Produktpalette passt.

Sämtliche verschreibungspflichtigen Medikamente müssen nach der Fälschungssicherheitsrichtlinie so gekennzeichnet werden, dass sie auf Ebene der Verkaufseinheiten identifiziert werden können. Für nichtverschreibungspflichtige Medikamente existiert diese Vorgabe noch nicht. Die Europäische Kommission hat jedoch angekündigt, eine Liste der Medikamente zu erstellen, die auf jeden Fall dieser besonderen Sicherungsmaßnahmen bedürfen.

Die Fälschungssicherheitsrichtlinie 2011/62/EU macht auf die Implementierung dieser und anderer Richtlinien nach risikobasiertem Ansatz aufmerksam. Im Mittelpunkt des risikobasierten Ansatzes steht die Beurteilung von Risiken nach Eintrittswahrscheinlichkeit, Schadensauswirkung und Erkennungswahrscheinlichkeit und der darauf basierenden Ableitung von Maßnahmen, die die identifizierten Risiken eliminieren oder vermindern sollen. Der risikobasierte Ansatz geht über eine einfache 1:1-Übernahme von Anforderungen hinaus, er umfasst eine praxisorientierte, unternehmensspezifische Implementierung von Anforderungen gemäß identifizierter Risiken im Unternehmen.[113]

---

[113] Vgl. Christensen K., GxP konforme und sichere IT-Systeme – Der risikobasierte Ansatz, Management und Qualität 6/2010, S. 24.

4.2 Qualitätsrisikomanagement nach ICH Q9

Die ICH (International Conference on Harmonisation of Technical Requirements for Registration of Pharmaceuticals for Human Use) hat mit der ICH Q9 einen Leitfaden über ein effizientes Qualitätsrisikomanagement in Pharmaunternehmen erstellt. Dieser Leitfaden wurde als Anhang 20 der Guten Herstellungspraxis übernommen. Anhand untenstehender Abbildung lässt sich die Logik dieses Leitfadens erklären:

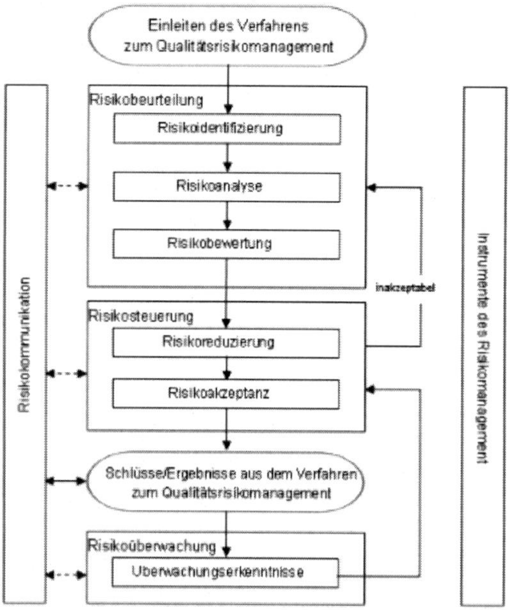

Abbildung 12: Überblick über typische Verfahren zum Risikomanagement[114]

Vor Einleitung des Risikomanagementverfahrens müssen Verantwortlichkeiten geklärt werden. Zur Risikobeurteilung eignen sich interdisziplinäre Teams, die Repräsentanten verschiedener Abteilungen sind, um

[114] Anlage 3 zur Bekanntmachung des Bundesministeriums für Gesundheit zu § 2 Nr. 3 der Arzneimittel- und Wirkstoffherstellungsverordnung – AMWHV- vom 18. Juli 2008 (BAnz. S. 2798) Anhang 20 zum EG-Leitfaden der Guten Herstellungspraxis.

ein möglichst großes Spektrum an Wissen und Erfahrung abzudecken. Auch muss die Frage nach dem zu behandelnden Problem und Risiko klar und alle Informationen und Daten zu potentiellen Risiken zusammengetragen worden sein.

Die Bewertung von Qualitätsrisiken beruht auf wissenschaftlichen Erkenntnissen und Erfahrungen, wobei der Schutz des Patienten immer im Vordergrund steht. Der Grad an Aufwand, Formalität und Dokumentation muss zum Qualitätsrisiko äquivalent sein.

Bei der Risikobeurteilung geht es darum, potentielle Risiken zu erkennen, diese zu analysieren und zu beurteilen. Die Risikosteuerung dient dazu, ein Risiko zu eliminieren, zu reduzieren oder zu akzeptieren. Auch hier sollte der Aufwand, der zur Risikosteuerung betrieben wird, ein angemessenes Verhältnis zur Bedeutung des Risikos haben. Nach Implementierung von entsprechenden Maßnahmen stellt das Instrument der Risikoüberwachung sicher, dass Ereignisse und Erfahrungen gesammelt werden und Risiken gegebenenfalls neu eingestuft werden.[115]

Im folgenden Unterkapitel sollen die Vorgaben zum Qualitätsrisikomanagement in der betrieblichen Praxis am Beispiel der Implementierung der Fälschungssicherheitsrichtlinie 2011/62/EU vorgestellt werden.

4.3 Qualitätsrisikomanagement für die Umsetzung der Fälschungssicherheitsrichtlinie 2011/62/EU

Bei der Umsetzung von Richtlinien und gesetzlichen Anforderungen ist eine strukturierte Vorgehensweise elementar.

Demings PDCA-Zyklus ist hierbei ein wichtiges Instrument, das auf der kontinuierlichen Verbesserung fundiert. Untenstehende Abbildung 13 veranschaulicht die Funktionsweise des PDCA -Zyklus:

[115] Vgl. Anlage 3 zur Bekanntmachung des Bundesministeriums für Gesundheit zu § 2 Nr. 3 der Arzneimittel- und Wirkstoffherstellungsverordnung – AMWHV- vom 18. Juli 2008 (BAnz. S. 2798) Anhang 20 zum EG-Leitfaden der Guten Herstellungspraxis

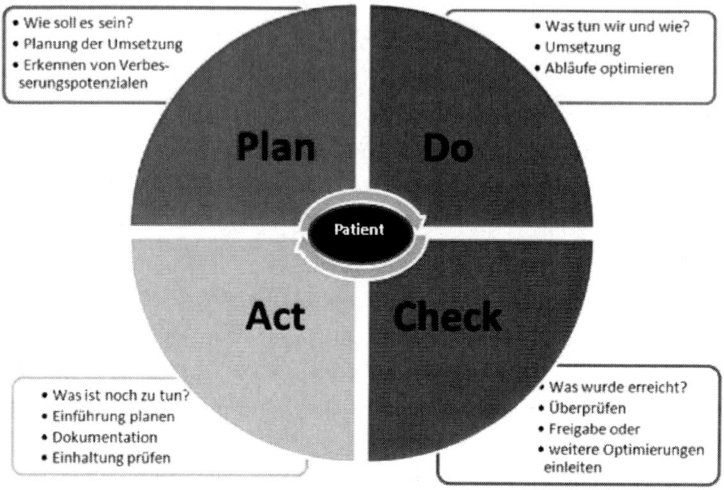

Abbildung 13: Demings PDCA-Zyklus[116]

4.3.1 Planung der Umsetzung

Am Anfang des Risikomanagementsystems steht die Frage nach dem Ziel der Umsetzung. Ziel der Umsetzung ist die Konformität zur Fälschungssicherheitsrichtlinie 2011/62/EU und die Entscheidung über die produktgerechte Kombination von Fälschungssicherheitsmaßnahmen, die in Kapitel 3 vorgestellt wurden. Es soll entschieden werden, für welche Produkte welche Kombination von Maßnahmen sinnvoll ist. Bevor eine Risikobeurteilung- und -bewertung vorgenommen werden kann, müssen möglichst viele Informationen zu diesem Thema zusammengetragen werden. So müssen zurzeit Sicherungsmaßnahmen für alle verschreibungspflichtigen Arzneimittel eingeführt werden, aber nicht für nicht-verschreibungspflichtige Arzneimittel. Dennoch können Sicherungsmaßnahmen für nicht-verschreibungspflichtige Arzneimittel genauso sinnvoll sein, wenn diese Arzneimittel zum Fälschungsrepertoire von Arzneimittelfälschern gehören könnten.

[116] o.V. http://www.hirslanden.ch/content/dam/global/Klinik%20St.%20Anna/Bilder/Content/Klinikunterseiten/ST_Qualit%C3%A4t4.jpg, abgerufen am 08.07.2014.

Es bietet sich an, die gesammelten Informationen in Form einer Produktmatrix darzustellen, um einen guten Überblick pro Produkt zu bewahren.

Inhalte der Produktmatrix können die Folgenden sein:

- Produkt inklusive Dosierung und Darreichungsform,
- Information über Verschreibungspflicht,
- Preis des Arzneimittels,
- Anzahl verkaufter Verpackungen,
- Art des Absatzweges (über Distributoren oder Direktversorger),
- Länder, in denen das Produkt verkauft wird,
- Transportrouten,
- Anzahl passierter Stationen bis zum Patienten.

Die Produktmatrix dient dazu, zu identifizieren:

- Welche Produkte es gibt,
- welche davon verschreibungspflichtig sind,
- welche nicht verschreibungspflichtig sind,
- in welchen Ländern besonders viel verkauft wird,
- welche Produkte besonders viele Stationen auf dem Weg zum Patienten durchlaufen.

Liegen diese Informationen vor, ist es wichtig, im internen Abweichungsmeldungssystem und im Meldesystem der Gesundheitsbehörde nach Ereignissen in der Vergangenheit zu suchen wie z.B.:

- Bekannten Fällen von vorgekommenen Arzneimittelfälschungen am eigenen oder Konkurrenzprodukt
- Fälle von Verdacht auf Arzneimittelfälschungen beim eigenen oder Konkurrenzprodukt

- Fälle von Diebstahl und Schwund von Arzneimitteln beim eigenen oder Konkurrenzprodukt

Auch sollte überlegt werden, ob das eigene Produkt für Arzneimittelfälscher von Interesse sein könnte, weil es z.B. zu den Lifestyle-Medikamenten gehört, in Apotheken teuer verkauft wird oder die Wirkstoffe günstig zu beschaffen oder leicht zu fälschen sind. Liegen die gesammelten Informationen und Überlegungen vor, kann im Rahmen eines interdisziplinären Gremiums die Risikoanalyse durchgeführt werden. Abteilungen, die hier involviert sein sollten, sollten die folgenden sein:

- Qualitätssicherung
- Pharmakovigilanz (Produktsicherheit)
- Supply Chain / Logistik
- Artwork & Labelling (Verpackungen, Etiketten)
- Commercial Operations (Kontakte zu Distributoren)
- Rechtsabteilung
- Registrierung

Je nach Notwendigkeit können auch weitere Abteilungen eingeladen werden.

Die ICH Q9 verweist in ihrem Kapitel 5 auf verschiedene Methoden zur Durchführung von Risikoanalysen. Dazu gehört auch die FMEA-Analyse (Fehlermöglichkeits- und Einflussanalyse).

Bei der FMEA wird zunächst nach allen möglichen Fehlerarten gesucht. Für jede Fehlerart werden mögliche Fehlerursachen gesucht. Zur Ermittlung von Fehlerursachen kann zuvor ein Ishikawa-Diagramm verwendet werden. Mithilfe des Ishikawa-Diagramms können mögliche Ursachen für ein Problem ermittelt und dargestellt werden. Die strukturierte Sammlung von potentiellen Ursachen ist eine gute Vorbereitung für eine detailliertere Vertiefung in die Grundursachen einer Problematik.[117] Ein Beispiel für ein hier anwendbares Ishikawa-Diagramm findet sich in Anhang II.

Für jede Fehlerursache wird angegeben, welche aktuellen Maßnahmen es gibt. Es wird für jede Fehlerart die Auftretenswahrscheinlichkeit, die Bedeutung des Fehlers für das Unternehmen sowie die Entdeckungswahrscheinlichkeit des Fehlers ermittelt. Hierfür stehen Ziffern, beispielweise von 1 bis 10, die zuvor definiert werden müssen (z.B. 1 = niedrige Auftretenswahrscheinlichkeit, 10 = hohe Auftretenswahrscheinlichkeit). Aus der Multiplikation der Zahlen, die für Auftretenswahrscheinlichkeit, Bedeutung und Entdeckungswahrscheinlichkeit stehen, ergibt sich die Risikoprioritätszahl, die eine Bewertung und somit Priorisierung der Risiken ermöglicht. Es werden weiter Maßnahmen zur Verminderung des Risikos eruiert. Diese Maßnahmen werden verantwortlichen Personen oder Abteilungen zur Implementierung zugewiesen. Es ist möglich, unter Einbezug der geplanten Maßnahmen das Risiko erneut zu bewerten und eine neue, möglichst verminderte Risikoprioritätszahl zu erhalten. Anhang III zeigt ein Beispiel für eine anwendbare FMEA zu diesem Beispiel. Je nach Produktportfolio bietet es sich an, eine FMEA-Analyse pro Produkt oder Produktform durchzuführen.

Ziel der FMEA ist, die Risiken in Bezug auf die Fälschungen von Arzneimitteln zu sammeln, zu kategorisieren, zu beurteilen und zu erkennen, welche Risiken vermindert und welche akzeptiert werden können oder müssen. Auch steht die Ermittlung von Maßnahmen im Vordergrund. Sind diese ermittelt worden, kann der nächste Schritt „Do“ angegangen werden.

4.3.2 Umsetzung

Im Rahmen der Umsetzung geht es darum, zuvor geplante Tätigkeiten und Maßnahmen im Unternehmen umzusetzen. Wann immer eine Vielzahl von Aktionen zur Einhaltung von Gesetzesanforderungen notwendig ist, ist die Nutzung einer Compliance Matrix sinnvoll. Hierbei werden die gesetzlichen Anforderungen in einer Tabelle niedergeschrieben, um diese der aktuellen Situation im Unternehmen gegenüberzustellen und notwendige Maßnahmen zu ermitteln. Verlinkt man die Nachweisdokumen-

[117] Vgl. o.V http://www.sixsigmablackbelt.de/ishikawa-diagramm/, abgerufen am 11.07.2014.

te, erhält man ein Instrument, das im Rahmen von Audits und Inspektionen verwendet werden kann. Auch ist die Compliance Matrix dafür gedacht, Aktionen nachzuverfolgen.

Die zuvor durchgeführte FMEA hat gezeigt, für welche Produktart welche Risiken bestehen und wie diese minimiert werden können. Es muss nun die Entscheidung getroffen werden, für welche Produkte welche Kombination von Sicherungsmaßnahmen notwendig ist. Hier ist selbstverständlich der Kontakt zu entsprechenden Anbietern von offenen, verborgenen und digitalen Sicherungsmaßnahmen notwendig. Auch ist die Unterstützung durch einen erfahrenen Consultant eine sinnvolle Überlegung. Liegen entsprechende Angebote vor, ist eine Kosten-Nutzen-Abwägung in Form einer Nutzwertanalyse sicherlich sinnvoll.

Wurde die Entscheidung für die jeweilige Kombination von offenen, verborgenen und digitalen Sicherungsmaßnahmen getroffen muss diese implementiert werden. Hier ist es wichtig, das Instrument der Dokumentation zu nutzen, um Entscheidungen und Aktionen auch rückwirkend nachvollziehbar zu machen. Eine Validierung insbesondere der digitalen Sicherungsmaßnahmen gehört dazu.

4.3.3 Kontrolle und weitere Maßnahmen

Der dritte Punkt des PDCA-Zyklus heißt „Check" und zielt auf die Wirksamkeitskontrolle der implementierten Maßnahmen ab. Wirksame Instrumente, die hier verwendet werden können, sind:

- Kontrolle von Rückhaltemuster[118] auf offene, verborgene und digitale Sicherungsmaßnahmen
- Überprüfungen in Rahmen von Selbstinspektionen
- Ermittlungen von Fällen von bestätigten oder verdächtigten Arzneimittelfälschungen
- Überprüfung des Änderungskontrollsystems

Ergebnisse dieser Überprüfungen müssen dokumentiert werden.

[118] Siehe Glossar

Im Rahmen des Schrittes „Act“ müssen bei Abweichungen CAPAs definiert und umgesetzt werden. (CAPA = Corrective and Preventive Actions; Korrigierende und vorbeugende Maßnahmen). Eine Dokumentation und ständige Evaluation und ggfs. Nachbesserung der Maßnahmen ist insbesondere zur Nachverfolgung und Nachvollziehung wichtig. Hier ist der Vergleich zwischen Ist- und Soll-Situation und die Ermittlung, Durchführung und Nachhaltung von Maßnahmen wichtig, um das Ziel der ständigen Verbesserung voranzutreiben.

5 Zusammenfassung und Ausblick

Diese Studie hatte zum Ziel, das Bewusstsein für die Problematik der Arzneimittelfälschungen zu wecken. Die Gefährdung, die von Arzneimittelfälschungen ausgeht, wurde mit der Darstellung von dokumentierten Fällen und ihren Konsequenzen unterstrichen. Die Gesetzgebung zur Vermeidung von Arzneimittelfälschungen sowie die Aufbringung offener, verborgener und digitaler Sicherungsmaßnahmen als hauptsächliche Forderung, die sich aus der Fälschungssicherheitsrichtlinie 2011/62/EU ergibt, wurden vorgestellt.

Die betriebliche Umsetzung der Anforderung sowie die risikobasierte Entscheidung für die korrekte Kombination aus oben genannten Sicherungsmaßnahmen wurde anhand von verschiedenen Instrumenten des Qualitätsmanagements vorgestellt.

Wie bereits erwähnt, ist die Fälschungssicherheitsrichtlinie 2011/62/EU nicht die einzige Richtlinie, die auf eine Vermeidung von Arzneimittelfälschungen abzielt. Die Richtlinie zum Guten Vertrieb von Fertigprodukten zielt auch auf eine sichere Lieferkette mit Qualifizierung aller beteiligten Parteien ab. Es gibt bereits Entwürfe zur Guten Vertriebspraxis für Wirkstoffe und zur Guten Vertriebspraxis für Hilfsstoffe. Zeichen dafür, dass die Gesetzgebung auf eine komplett nachvollziehbare Lieferkette abzielt. Insbesondere digitale Sicherungsmaßnahmen als Informationsträger zur Nachvollziehbarkeit der Lieferkette sind Instrumente, die zur lückenlosen Dokumentation von Transportwegen verwendet werden können.

Auch werden weitere Gesetze in der EudraLex-Datenbank aktualisiert und es bietet sich für Unternehmen an, die Möglichkeit zu nutzen, Gesetzesentwürfe zu kommentieren und auf ihre Praxistauglichkeit hinzuwirken.

Im März 2013 gab Interpol bekannt, von 29 pharmazeutischen Unternehmen über einen Zeitraum von drei Jahren mit einem Betrag von 4.5 Millionen Euro im Kampf gegen Arzneimittelfälschungen unterstützt zu werden. Diese Zusammenarbeit ermöglichte im Mai 2014 die Operation Pangea VII, mit folgenden Details:

- 9,4 Millionen gefälschte und illegale Medikamente konnten aus dem Verkehr gezogen werden. Darunter befanden sich Schlankheitsmittel, Medikamente gegen Krebs und erektile Dysfunktion, Arzneimittel gegen Husten, Schnupfen, Malaria, erhöhten Cholesterinspiegel und Nahrungsergänzungsmittel.
- Der Wert dieser Arzneimittel lag bei 36 Millionen US-Dollar.
- Es kam zu 239 Festnahmen mit 1.235 eingeleiteten Untersuchungen.
- 19.000 Werbeanzeigen für illegale Medikamente wurden im Internet aus sozialen Plattformen entfernt.
- Mehr als 10.600 Webseiten wurden geschlossen.[119]

Insgesamt lässt sich also der Schluss ziehen, dass die vielen Aktivitäten zur Bekämpfung von Arzneimittelfälschungen gerechtfertigt sind und dass jedes Pharmaunternehmen seinen Beitrag dazu leisten muss, seine Produkte und somit auch die Patienten vor Fälschungen zu schützen.

[119] Vgl. o.V. http://www.interpol.int/Crime-areas/Pharmaceutical-crime/Pharmaceutical-Industry-Initiative-to-Combat-Crime, abgerufen am 08.07.2014.

Literaturverzeichnis

Fachliteratur und Fachzeitschriften

Abramovic, M, Overmeyer, L., (2010): Kennzeichnungstechnologien zum wirksamen Schutz gegen Produktpiraterie. Band 2 der Reihe Innovationen gegen Produktpiraterie; Mit Ergebnissen aus den Projekten MobilAuthent, O-Pur, EZ-Pharm; VDMA Verlag.

Buchwald, Hans Mayrhofen, (2013): Arzneimittelgesetz; 7. Auflage, Bundesanzeiger, Köln.

Christensen, K., (2010): GxP konforme und sichere IT-Systeme – Der risikobasierte Ansatz, in: Management und Qualität 6/2010.

Fischer, Dagmar, Breitenbach, Jörg (Hrsg.), (2013): Die Pharmaindustrie – Einblick – Durchblick – Perspektiven; 4. Auflage, Spektrum Akademischer Verlag Heidelberg.

Guillou, I., Schäffler, A., Escher, M., (2012): Medizin für Heilpraktiker; 1. Auflage, Karl F. Haug, Stuttgart.

Kolbeck, R. (2010): Arzneimittelfälschungen – Eine Studie über das Problembewusstsein bei Patienten und Experten; 1. Auflage, ibidem-Verlag: Stuttgart.

Schöffski, O., Fricke, F., Guminski, W., (2008): Pharmabetriebslehre; 2. vollständig überarbeitete Auflage, Springer Verlag Berlin.

Völcker, T., (2014): Fälschungsschutztechnologien für Arzneimittel, Pharm. Ind 76, Nr. 1/2014.

Internetquellen

o. V. http://www.institut-diogenes.de/de/wer.wir.sind/gesund.werden.und.bleiben/, abgerufen am 11.05.2014

o. V. http://www.global-foundation.de/medizin-wissenschaft/was-ist-gesundheit/, abgerufen am 11.05.2014

o. V. http://www.gbe-bund.de/oowa921-install/servlet/oowa/aw92/WS0100/_XWD_PROC?_XWD_102/10/XWD_CUBE.DRILL/_XWD_130/D.000/3727, abgerufen am 11.05.2014

o. V. http://www.gbe-bund.de/oowa921-install/servlet/oowa/aw92/WS0100/_XWD_PROC?_XWD_2/2/XWD_CUBE.DRILL/_XWD_30/D.752/5406, abgerufen am 11.05.2014

Fricke, U., Günther, J., Zawinell, A., Rana Zeidan, R. http://www.wido.de/meldungakt+M5dd955cca20.html, abgerufen am 12.05.2014

o. V. http://www.bah-bonn.de/index.php?id=627, abgerufen am 12.05.2014

o. V. Broschüre „Medikamente im Alter", herausgegeben vom Bundesministerium für Bildung und Forschung, S. 2 f.; www.gesundheitsforschung-bmbf.de/_media/BMBF_Brosch_Priscus.pdf, abgerufen am 16.06.2014

o. V. Jahresbericht BfArM 2012/23 von http://www.bfarm.de/SiteGlobals/Forms/Suche/Servicefunktionsuche_Formular.html?nn=3494892&resourceId=3496612&input_=3494892&pageLocale=de&templateQueryString=jahresbericht&submit.x=0&submit.y=0, abgerufen am 16.06.2014

o. V. www.gruenenthal-opfer.de, abgerufen am 25.05.2014

o. V. WHO Fact Sheet, Revised 14 November 2006, http://www.who.int/medicines/services/counterfeit/impact/ImpactF_S/en/, abgerufen am 18.05.2014

Newton et al.: PLoS Medicine 2008, a collaborative epidemiological investigation in the criminal fake Artesunate trade in south-east Asia.

http://www.plosmedicine.org/article/info:doi/10.1371/journal.pmed.0050032, abgerufen am 18.05.2014

o. V. http://www.abda.de/fileadmin/assets/Pressetermine/2008/04_Tda_2008/Infografik_Kokain.jpg, abgerufen am 25.05.2014

o. V. http://www.abda.de/fileadmin/assets/Pressetermine/2008/04_Tda_2008/Arzneimittel_Grafik_F.jpg, abgerufen am 25.05.2014

o. V. http://www.abda.de/423.html, abgerufen am 25.05.2014

o. V. http://www.abda.de/sichere_arzneimittel.html, abgerufen am 25.05.2014

o. V. http://www.bmg.bund.de/fileadmin/dateien/Downloads/A/Arzneimittelfaelschung/130507_Infoblatt_Arzneimittelfaelschungen.pdf, abgerufen am 25.05.2014

Die Bundeszollverwaltung: Jahresstatistik 2012 des Bundesministeriums der Finanzen, https://www.google.de/?gws_rd=ssl#q=Die+Bundeszollverwaltung+Jahresstatistik+2012+des+Bundesministeriums+der+Finanzen, abgerufen am 25.05.2014

o. V. http:/www.interpol.int/News-and-media/News-media-releases/2013/PR077, abgerufen am 05.06.2014

o. V. http://www.bka.de/nn_205924/DE/Presse/Pressemitteilungen/Presse2013/130627_Pangea_VI.html?_nnm=true, abgerufen am 05.06.2014

o. V. Report on EU customs enforcement of intellectual property rights. Results at the EU border – 2012, https://www.google.de/?gws_rd=ssl#q=Report+on+EU+customs+enforcement+of+intellectual+property+rights.+Results+at+the+EU+border-2012, abgerufen am 05.06.2014

o. V. www.zentrallabor.com/userfiles/Entwurf_fin.pdf, abgerufen am 07.06.2014

o. V. http://pharmamkting.blogspot.ch/2012_08_01_archive.html, abgerufen am 22.06.2014

o. V. http://ec.europa.eu/health/documents/eudralex/index_en.htm, abgerufen am 07.06.2014

o. V. http://www.europa-digital.de/dschungelbuch/gesetzgebung/Typologie_des_EU_Rechts.shtml, abgerufen am 07.06.2014

Jung, M.: http://www.pharmazeutische-zeitung.de/index.php?id=38572, abgerufen am 08.06.2014

Büttner, S.: http://www.pharma-food.de/texte/anzeigen/817/Verpacken/Kennzeichnen/Tabletten-direkt-bedrucken/Wolke-Inks-Printers-GmbH, abgerufen am 24.06.2014

o. V. http://www.printinginternational.com/pad-printing-machinery/content-asp-Pag-32-pnav-%7C15%7C27%7C/Pharma:-Tabletten-.htm, abgerufen am 24.06.2014

o. V. http://www.pharma-food.de/bildergalerien/anzeigen/38/1/text/817/Tabletten-direkt-bedrucken, abgerufen am 24.06.2014

o. V. http://www.prozesstechnik-online.de/chemie/-/article/5829525/15936239/Tabletten-und-Kapseln-direkt-bedrucken/art_co_INSTANCE_0000/maximized/, abgerufen am 24.06.2014

o. V. http://www.google.de/imgres?imgurl=http%3A%2F%2Fwww.pharmasuisse.org%2FPublishingImages%2FKampagnen%2Fstop-piracy_kapseln.JPG&imgrefurl=http%3A%2F%2Fwww.pharmasuisse.org%2Fde%2Fdienstleistungen%2Fkampagnen%2FSeiten%2FStop-Piracy.aspx&h=104&w=240&tbnid=G_JOil_t3RPWhM%3A&zoo=1&docid=I2U9xwRG0CfLwM&ei=h9WpU4vwCcPhywONgIHQDA&tbm=isch&iact=rc&uact=3&dur=408&page=2&start=18&ndsp=22&ved=0CHYQrQMwGg, abgerufen am 24.06.2014

o. V. http://swiss-holographic-solutions.ch/anwendungsbeispiele/, abgerufen am 24.06.2014

o. V. http://graphics.kodak.de/KodakGCG/uploadedImages/ROLL900.jpg abgerufen am 24.06.2014

o. V. http://www.esm-system.eu/about-us/what-we-do.html, abgerufen am 29.06.2014

o. V. http://www.esm-system.eu/about-us/esm-partners.html, abgerufen am 29.06.2014

o. V. http://www.securpharm.de/securpharm-initiative/statusbericht.html, abgerufen am 29.06.2014

o. V. http://www.hirslanden.ch/content/dam/global/Klinik%20St.%20Anna/Bilder/Content/Klinikunterseiten/ST_Qualit%C3%A4t4.jpg, abgerufen am 08.07.2014

o. V. http://www.interpol.int/Crime-areas/Pharmaceutical-crime/Pharmaceutical-Industry-Initiative-to-Combat-Crime, abgerufen am 08.07.2014

o. V. http://www.sixsigmablackbelt.de/ishikawa-diagramm/, abgerufen am 11.07.2014

Regularien und Gesetze

Anlage 3 zur Bekanntmachung des Bundesministeriums für Gesundheit zu § 2 Nr. 3 der Arzneimittel- und Wirkstoffherstellungsverordnung – AMWHV– vom 18. Juli 2008 (BAnz. S. 2798)

Anhang 20 zum EG-Leitfaden der Guten Herstellungspraxis

Drucksache 17/9341 vom 18.04.2012 vom Deutschen Bundestag in der 17. Wahlperiode – Gesetzesentwurf der Bundesregierung

ICH Q9

Norm-Entwurf DIN EN 16679:2013-11

Richtlinie 2011/62/EU des Europäischen Parlamentes und des Rates vom 08. Juni 011 zur Änderung der Richtlinie 2001/83/EG zur Schaffung eines Gemeinschaftskodexes für Humanarzneimittel hinsichtlich der Verhinderung des Eindringens von gefälschten Arzneimitteln in die legale Lieferkette

WHO Technical Report Series, No. 957, 2010 Annex 5 Good Distribution Practices for pharmaceutical products

Glossar

Beipackzettel	Einem Arzneimittel beiliegender Zettel mit u.a. Hinweisen zu Bestandteilen und Anwendung des Medikamentes.
Charge	Die Chargennummer eines Medikamentes dient der Identifizierung einer Serie, die während eines Herstellvorganges zusammen produziert, verpackt und mit dieser Chargennummer versehen wurde.
Chronische Krankheit	Sich langsam entwickelnde, andauernde Krankheit.
Datamatrixcode	Der Datamatrixcode ist einer der bekanntesten 2D-Codes und ist eine scanbare Schrift, die aus unterschiedlich breiten Strichen, Punkten und dazwischenliegenden Lücken mit möglichst hohem Kontrast besteht.
Distribution	Verteilung oder Vertrieb von Gütern.
Generikum, Plural: Generika	Medikament, das in der Zusammensetzung einem anderen auf dem Markt befindlichen Medikament ähnlich ist, jedoch für einen günstigeren Preis angeboten wird.
Gute Herstellungspraxis (Good Manufacturing Practice)	Richtlinien, die der Qualitätssicherung in der Herstellungsumgebung und während der Herstellung eines Medikamentes oder eines Wirkstoffes dienen.
Gute Vertriebspraxis (Good Distribution Practice)	Richtlinien, die der Qualitätssicherung während der Lagerung und des Transportes von Fertigarzneimitteln dienen.
Good Clinical Practice	Ethisch und wissenschaftlich aufgestellte Regelungen zur Durchführung klinischer Studien, die international anerkannt sind.
Hilfsstoffe	Hilfsstoffe werden bei der Produktion von Medikamenten verwendet und haben keine arzneiliche Wirksamkeit. Hilfsstoffe können unterschiedliche Funktionen übernehmen wie die Formgebung, die Herstellbarkeit, die Steuerung der Ausschüttung des Wirkstoffes und die Haltbarkeit des Arzneimittels.

Nebenwirkungen	Oft unerwünschte Nebenerscheinungen, die bei Einnahme eines Medikamentes auftreten können.
Pangea	Die Operation Pangea ist eine einwöchige, jährlich wiederkehrende Aktion, die durch die Interpol in Zusammenarbeit mit pharmazeutischen Firmen organisiert und durchgeführt wird, um den Online-Verkauf von gefälschten und illegalen Arzneimitteln zu bekämpfen und um auf die Gefahren des Onlinekaufs von Arzneimitteln hinzuweisen.
Pharmakovigilanz	Andauernde und strukturierte Überwachung der Sicherheit eines Arzneimittels. Ziel hierbei ist die Identifikation von bekannten und unbekannten, sehr seltenen Nebenwirkungen, um ggfs. Maßnahmen zur Minimierung der Risiken in die Wege leiten zu können.
Plagiat	Fälschung, Imitat
Primärverpackung	Produktberührende Verpackung wie beispielsweise Blister, Ampullen, Flaschen etc.
Rückhaltemuster	Von jeder produzierten Charge werden immer eine oder mehrere Verkaufseinheiten zurückgehalten, um diese im Reklamationsfall als Ansichtsmuster zu haben.
Sekundärverpackung	Nicht produktberührende Verpackung, in der sich Primärverpackungen befinden (oft Faltschachteln).
Toxisch	Giftig
Verschreibungspflichtige Medikamente	Arzneimittel, die nur gegen schriftliches Rezept, das von einem Arzt ausgestellt wurde, erhältlich sind.
Weltgesundheitsorganisation	Die Weltgesundheitsorganisation (englisch WHO = World Health Organization) hat ihren Sitz in Genf (Schweiz) und ist eine Sonderorganisation der Vereinten Nationen. Gegründet wurde sie im Jahre 1948, sie hat 194 Mitgliedsstaaten und ist die Koordinationsbehörde der Vereinten Nationen für das internationale, öffentliche Gesundheitswesen.
Wirkstoff	Arzneilich wirksamer Bestandteil eines Medikamentes.

Anhang

Anhang I – Die pharmazeutische Lieferkette

Zum besseren Verständnis der pharmazeutischen Lieferkette, auf die in dieser Studie an mehreren Stellen hingewiesen wird, soll nachfolgendes Prozessmodell dienen:

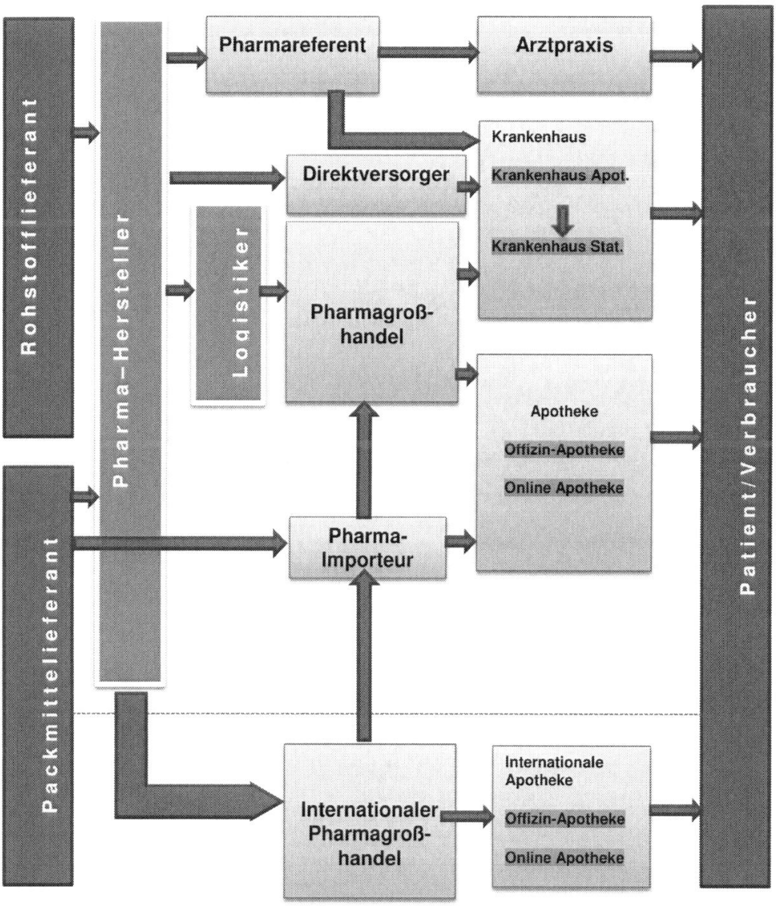

Abbildung 14: Beispielhaftes Prozessmodell der Pharmaversorgungskette

Anhang II – Ishikawa-Diagramm „Arzneimittelfälschungen“

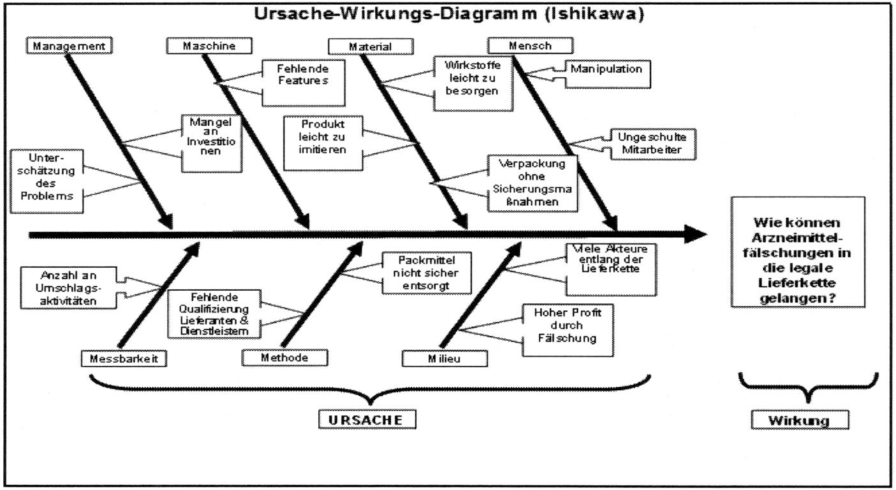

Abbildung 15: Ishikawa-Diagramm[120]

[120] Ishikawa-Diagramm nach Ishikawa, Vorlage aus http://www.sixsigmablackbelt.de/ishikawa-diagramm/ mit eigener Darstellung

Anhang III – FMEA-Ausschnitt am Beispiel Arzneimittelfälschungen

Prozess	mögliche Fehler	mögliche Fehlerfolgen	mögliche Fehlerursachen	aktuelle Maßnahme	Fehlerbewertung				Fehlerabstellmaßnahmen
					Zustandsbewertung				
					A	B	E	RPZ	
Packmittelentsorgung	Packmittel werden gestohlen	Alte Packmittel werden verwendet, um darin gefälschte Arzneimittel zu verpacken und zu tarnen	Packmittel wurden nicht vorschriftsgemäß vernichtet	Entsorgung nur über zertifizierte Fachbetriebe					Verlangen eines Entsorgungsnachweises vom Fachbetrieb
Distribution über Distributoren	Es werden Arzneimittelfälschungen eigener Produkte bei einem Distributor identifiziert	Weitere Arzneimittelfälschungen sind nicht identifiziert worden und somit ist es nicht kontrollierbar, ob Fälschungen in den Markt gelangt sind; Schädigung von Patienten	Einschleusen von Arzneimittelfälschungen über die legale Lieferkette durch Dritte	Vertrag mit Distributor					Qualifizierung des Distributors, Vor-Ort-Audit, digitale & verborgene Sicherungsmaßnahmen zur sofortigen Identifizierung von Arzneimittelfälschungen
Onlineversandhandel	Ein Patient bestellt das Produkt online und erhält eine Fälschung, ohne dass er es bemerkt	Schädigung des Patienten; Imageschäden	Fälschung wurde bewusst über eine Onlineplattform in krimineller Absicht verkauft	Keine					Auf Firmenhomepage beschreiben, wie man das Originalprodukt erkennen kann; offene Sicherungsmaßnahmen
Transport	Während des Transportes werden Produkte gestohlen (z.B. auf einem Rastplatz)	Produkte werden auf illegale Weise nachgeahmt und geraten online an Patienten	Lange Rast auf nicht sicherem Parkplatz; Plane-Spriegel LKW wurde aufgeschlitzt und Diebe hatten leichten Zugang zur Ware	Vertrag mit Fuhrunternehmen					Auftragsvergabe nur mit zwei Fahrern, GPRS-Überwachung und Boxauflieger

Abbildung 16: FMEA-Beispiele für Arzneimittelfälschungen

***ibidem*-Verlag**

Melchiorstr. 15

D-70439 Stuttgart

info@ibidem-verlag.de

www.ibidem-verlag.de
www.ibidem.eu
www.edition-noema.de
www.autorenbetreuung.de